E 3034 p.²
L. 2.

MÉDECINE

CLINIQUE

OU

MANUEL

DE PRATIQUE.

TOME SECOND.

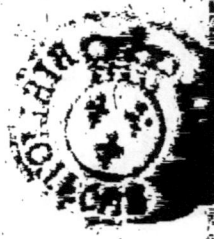

MÉDECINE

CLINIQUE,

OU

MANUEL

DE PRATIQUE,

TRADUIT DE L'ALLEMAND,

DE M. CHRISTIAN GOTTLIEB SELLE,
Docteur & Professeur en Médecine, &
Médecin de la Maison de Charité à Berlin,

PAR M. D. CORAY, *Docteur en Médecine*
de l'Université de Montpellier.

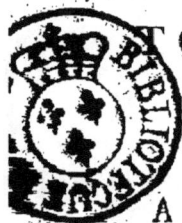

TOME SECOND.

A MONTPELLIER;

Chez JEAN MARTEL AINÉ, Imprimeur
Ordinaire du Roi, de Nosseigneurs des Etats-
Généraux, & de l'Université.

MDCCLXXXVII.
Avec Approbation & Privilege du Roi.

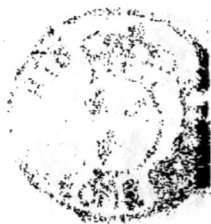

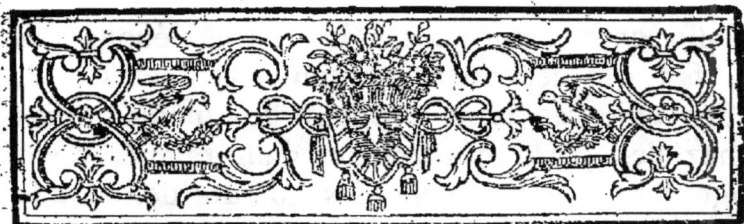

MÉDECINE

CLINIQUE.

DES MALADIES DES NERFS.

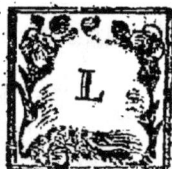

L ES Auteurs appellent *Maladies nerveuses*, les maladies qui attaquent principalement le *fystême nerveux*, & qui font accompagnées de quelque léfion dans l'exercice du fentiment ou du mouvement.

On pourroit les divifer en deux claffes principales. La premiere comprendroit les maladies où le fystême nerveux est fi fenfible, que des caufes très-légeres, qui n'auroient point d'effet fur des conftitutions ordinaires, y produifent de grands défordres. Ce font celles que j'ai confidérées plus haut comme des maladies nerveufes proprement dites, & que les Auteurs appellent *Maladies nerveufes fans matiere*. Dans la feconde

TOME II.

classe entreroient toutes les autres lésions des nerfs, qui dépendent de causes évidentes, & assez efficaces pour produire les mêmes effets chez des personnes même d'un tempérament vigoureux, & auxquelles les Auteurs donnent le nom de *Maladies nerveuses avec matiere.*

Si l'on vouloit s'en tenir à la définition que je viens de donner des *maladies nerveuses*, il n'y auroit que celles de la premiere classe qui mériteroient ce nom; on appelleroit plus à propos celles de la seconde, *maladies des nerfs.*

Je ne suivrai point cette division dans la définition des especes; mais je marquerai cette différence en exposant les causes de chaque espece; d'autant plus que je ne dois traiter ici que des maladies des nerfs les plus générales, en renvoyant les maux particuliers à l'article des maladies locales.

Antipathie.

Il y a une certaine disposition des nerfs, par laquelle des choses, qui ne font que peu ou point d'impression sur les autres hommes, agissent sur quelques-uns d'une maniere extraordinaire : c'est ainsi que certaines personnes s'évanouissent par la seule odeur d'un *chat*; & que d'autres ont une telle aversion pour certains remedes, certains alimens, ou d'autres objets, qu'ils ne peuvent absolument les sentir.

L'*Antipathie* est une *maladie nerveuse sans matiere*; & l'on dit communément, qu'elle dépend de l'*idiosyncrasie*, c'est-à-dire, d'une difposition particuliere & individuelle du sujet.

Les maladies de cette espece sont ou naturelles, ou le produit de l'éducation. Dans l'un & dans l'autre cas elles se guériffent difficilement : on doit néanmoins les connoître , pour se conduire en conféquence dans le traitement des autres maladies.

Affection hypochondriaque & hystérique.

J'entens par ce nom , des symptômes nerveux de courte durée , dépendants d'une foibleffe particuliere des nerfs , occafionés par des caufes légeres , qui ne paroiffent point à beaucoup près fuffifantes , & fur lefquels l'*opium* agit d'une maniere fpécifique. Et comme dans les *fievres* le défaut d'accord entre les fymptômes caractérife la *fievre nerveufe* , de même dans les fymptômes nerveux chroniques , ce même défaut fait le caractere de l'*affection hypochondriaque* & *hystérique.*

Chez les hommes ces fymptômes font très-fouvent accompagnés d'obftruction des vifceres du bas-ventre ; & chez les femmes , de quelque vice de la matrice : d'où vient qu'on a regardé la même maladie comme deux efpeces différentes , en donnant le nom d'*hypochondrie* à la premiere, & celui d'*affection hystérique* à la feconde.

Mais il arrive très-fouvent , qu'on n'y obferve ni obftructions confidérables , ni vices de la matrice : & que chez les femmes même la maladie eft accompagnée de vices du foie, de la rate, & des autres vifceres.

Il faut donc abandonner un de ces noms, ou appeller la même maladie chez les hommes *hypochondrie*, & chez les femmes *affection hystérique*.

Plus les symptômes dépendent de caufes ordinaires, manifeftes & fuffifantes, moins ils méritent le nom de la maladie dont nous parlons ici ; mais moins les caufes font évidentes, importantes & capables de produire de pareils fymptômes, plus la maladie s'approche de l'hypochondrie.

Il faut par conféquent la divifer en *hypochondrie avec matiere*, & en *hypochondrie fans matiere* : mais dans celle avec matiere, la caufe matérielle ne doit point être de nature à produire de pareils accidents chez toutes les conftitutions ordinaires ; autrement elle ne mériteroit plus le nom de *maladie nerveufe*.

L'hypochondrie fans matiere eft plus fréquente chez les femmes que chez les hommes.

Plus la maladie eft fans matiere, c'eft-à-dire, plus elle dépend d'une foibleffe & d'une irritabilité particulieres du fyftême nerveux ; plus les fymptômes paroiffent & difparoiffent d'une maniere rapide, plus ils font violents, & plus ils cédent facilement à l'*opium*.

On connoît la difpofition à cette maladie, à une fenfibilité morale exceffive. Les perfonnes font triftes, irréfolues, méfiantes & timides, quoique dans certaines occafions elles foient vives & impétueufes ; elles font communément de mauvaifes digeftions, & font finguliérement fujettes aux flatuofités. Les

autres

autres symptômes sont : des orgasmes subits dans les humeurs & des palpitations, sans pléthore réelle ; difficulté de respirer ; un sentiment d'embarras dans le gosier, purement spasmodique, ce qu'on appelle *boule hystérique* (*globus hystericus*) ; des défaillances à la moindre occasion ; des dispositions à la diarrhée, sans aucune erreur dans la diete ; des vomissements de bile verte ; soif sans chaleur ; des vertiges, qu'on ne peut attribuer ni à la pléthore, ni à la présence des sucs dépravés dans l'estomac ; des crachemens fréquents ; des frissons légers, &c.

Cette foiblesse & cette irritabilité du systême nerveux, peuvent dépendre de causes qui affoiblissent beaucoup ; telles sont les évacuations excessives, les passions de l'ame long-temps éprouvées, & le travail de l'esprit ; mais elles peuvent aussi exister naturellement, sans qu'on puisse les déduire d'aucune autre cause suffisante.

Les causes occasionelles qui, dans une disposition pareille, peuvent donner lieu à des symptômes hypochondriaques & hystériques, les augmenter & les rendre opiniâtres, sont principalement :

1°. Un regime peu convenable, tel que l'usage des alimens de difficile digestion, & des boissons échauffantes, avec une vie sédentaire ;

2°. La suppression des évacuations auxquelles la Nature est accoutumée, ou par lesquelles elle cherche à se soulager, telles que les hémorrhagies & les sueurs ;

TOME II. B

3°. Les paffions de l'ame, comme la colere, la frayeur & le chagrin ;

4°. Un amas de bile noire dans les vifceres du bas-ventre, qui dérange les fonctions de la digeftion & de la chylification ;

5°. Des virus particuliers, tels que le virus fcrofuleux, fcorbutique ou arthritique ;

6°. Des obftructions dans les vifceres du bas-ventre.

Dans un traitement convenable, les fymptômes en eux-mêmes font rarement dangereux ; mais ils peuvent donner occafion à d'autres maladies fâcheufes. Quelquefois la difpofition hypochondriaque fe diffipe avec l'âge.

Dans le traitement, il eft très-important de connoître la nature de ces fymptômes. La faignée & les remedes rafraîchiffants dans les vertiges & les palpitations hyftériques, de même que les évacuants dans l'inappétence & dans l'obftruction du bas-ventre, ne font pas feulement inefficaces, mais ils peuvent encore entraîner les fuites les plus fâcheufes.

Si les fymptômes préfentent quelque danger, ou qu'ils foient trop graves, on doit donner les fimples remedes antifpafmodiques, & particuliérement l'*opium* & l'*affa-fœtide* ; à moins qu'il n'y ait une pléthore très-manifefte.

Hors des paroxyfmes, on cherche d'abord à diffiper les caufes manifeftes : on prefcrit une diete convenable ; on tâche de rétablir les évacuations habituelles, de mettre les perfonnes à l'abri des paſſions, de les engager à fréquenter des ſociétés qui les amuſent, & à faire de l'exercice; on évacue la bile noire & les autres matieres des premieres voies, par le *tartre tartariſé*, & par des vomitifs légers, & après qu'ils ont produit leur effet, on donne toujours un peu d'*opium*; on diſſipe les obſtructions du bas-ventre par la *Poudre ecphractique* & l'*Elixir réſolutif* (Voyez ces articles); & l'on emploie contre les virus particuliers, les remedes qui y ſont appropriés.

On remédie à la foibleſſe des nerfs, en éloignant toute cauſe affoibliſſante, en preſcrivant l'uſage interne du *fer* (Voyez *Teintures de mars apéritive* & *aſtringente*), les bains froids & l'exercice.

DES MALADIES DE L'ESPRIT.

Cette claſſe de maladies comprend les vices particuliers des facultés de l'ame; vices qui dépendent, non de la nature propre de l'homme, mais de cauſes particulieres & contre - nature. Les eſpeces ſuivantes ſont les principales.

Amnéſie.

On appelle *Amnéſie* un *affoibliſſement extraordinaire de la mémoire*, dans lequel le *jugement* n'eſt pas directement affoibli, quoiqu'il s'en reſſente toujours.

La foibleſſe de la *mémoire* fait qu'on eſt inca-

pable d'affocier fes idées ; elle influe par conféquent fur le *jugement*, quoiqu'on puiffe cependant juger très fainement des chofes dont on a
le fouvenir.

La mémoire s'affoiblit :

1°. Par les grands efforts & les occupations
multipliées de *l'efprit*, & particuliérement du
jugement ;

2°. Par l'ufage fréquent du coït & de la maf-
turbation ;

3°. Par les léfions extérieures de la tête ;

4°. Par les paffions violentes de l'ame ;

5°. Par les douleurs de tête long-temps con-
tinuées ;

6°. Par l'abus des boiffons fpiritueufes.

Dans le premier cas, le malade doit fe fouf-
traire pendant quelque temps aux occupations.
Dans le fecond, il doit s'abftenir du coït, tâcher
d'éviter tout ce qui pourroit l'y exciter, prendre
des bains froids, & des remedes fortifiants internes. Le traitement qui convient aux autres
caufes, a déjà été expofé dans plus d'un article.

Démence partielle.

Il y a des malades qui ne raifonnent mal que
fur un feul objet, & qui penfent & jugent fainement fur tout le refte. Il y en a, par exemple,
qui s'imaginent avoir une jambe de verre. La
maladie du pays (*noftalgia*) appartient encore
à certains égards à cette efpece. Ces fortes de
maladies dépendent le plus fouvent de caufes

morales , qu'on doit connoître & tâcher de
combattre par des moyens également moraux.
Les fâcheux fymptômes de la *maladie du pays*,
ne fe diffipent que par le retour à la patrie ; &
c'eſt ainſi qu'on parvient à guérir les autres maladies de cette eſpece , en ſatisfaiſant aux beſoins
imaginaires du malade.

Mélancholie & Manie.

On appelle *Mélancholie* une triſteſſe particuliere jointe à la timidité , à l'amour de la ſoli-
tude, & à un jugement erroné ſur certains objets
particuliers.

On donne le nom de *Manie* à un *délire* général
violent , mais qui eſt *chronique*.

L'une & l'autre de ces maladies ſe reſſemblent
beaucoup par rapport à leurs cauſes ; & c'eſt
pour cela que je les place dans le même article.

On peut regarder la mélancholie comme un
degré ſupérieur de l'*hypochondrie* ; mais elle
peut auſſi ſe manifeſter ſans aucune diſpoſition
hypochondriaque.

La *manie* peut également être conſidérée
comme un degré ſupérieur de la *mélancholie* ;
mais elle n'en eſt pas toujours précédée : ſouvent
elle ſurvient tout-à-coup ; & il n'eſt pas rare
qu'elle ſe guériſſe ſans laiſſer le moindre veſtige
de mélancholie & d'hypochondrie.

La *manie* diffère de la *phrénéſie* par ſa durée ,
parce que les forces ne manquent point , &
qu'elle n'eſt pas accompagnée de fievre : il eſt

vrai que la fievre peut s'y joindre quelquefois vers la fin, mais elle ne doit point être considérée comme cause du délire.

De plus, il y a communément dans la manie, une espece d'insensibilité contre certains *stimulus*: ainsi les maniaques sont insensibles à la chaleur, au froid, aux vésicatoires, &c. quoiqu'ils sentent les coups qu'on leur donne.

Plus les causes sont occultes ou rebelles, plus la maladie a duré long-temps, plus le pouls est lent, & moins on doit en espérer la guérison.

Les causes les plus ordinaires sont:

1°. Une disposition hypochondriaque & hystérique, ou quelque autre espece de débilité & de sensibilité du systême nerveux; de maniere que des causes légeres & imperceptibles sont capables de produire la maladie;

2°. Des passions violentes de l'ame, telles que la colere, la frayeur, la tristesse & la joie;

3°. Des travaux d'esprit continuels, de même qu'un délir violent qu'on ne peut pas satisfaire;

4°. Des évacuations excessives;

5°. Des exanthêmes répercutés, comme par exemple la gale;

6°. Des vices organiques du cerveau, quoique les dissections ne nous aient encore appris rien de précis sur ce sujet. On trouve le cerveau ou plus dur ou plus mou qu'à l'ordinaire; ce qui peut très-bien être l'effet de la maladie: on l'a même souvent trouvé dans un état tout naturel. Il y a des observations qui semblent prouver que le détachement de la *pie-mere* cause la manie: mais j'ai vu cette membrane féparée par une humeur biliforme, chez un fujet mort d'une bleffure à la tête, qui avoit joui de toute fa raifon jufques à quelques heures avant fa mort ;

7°. Une faburre bilieufe, & fur-tout de la nature de celle qu'on appelle *bile noire* ;

8°. Des obftructions des vifceres du bas-ventre.

Dans le traitement, on doit s'occuper d'abord des caufes les plus *apparentes*. S'il y a faburre bilieufe, & obftructions des vifceres, on donne le *tartre émétique* ou le *vin émétique* à des dofes augmentées fucceffivement ; ce qui fuffit fouvent pour le but qu'on fe propofe.

Lorfqu'il y a une matiere galeufe dans le corps, on emploie le *foie de foufre falin* ; ou l'on tâche de rappeller la gale en l'inoculant.

On cherche à remédier à la foibleffe & à l'irritabilité du fyftême nerveux, par les remedes fortifiants & les *bains froids*. Si l'on n'apperçoit aucune caufe manifefte, on peut effayer le *camphre* à des dofes augmentées fucceffivement, ce qui réuffit fouvent.

DES CONVULSIONS.

On appelle *Convulfion*, une contraction contre-nature des mufcles, dont les mouvemens font foumis à la volonté.

Si le mufcle perfifte dans fa contraction, ou du moins s'il ne revient en fon premier état que peu-à-peu, on lui donne pour lors le nom de *convulfion tonique*.

Mais si la contraction & la dilatation se succedent alternativement & d'une maniere rapide, la *convulsion* s'appelle *clonique*.

Crampe.

C'est le nom qu'on donne à une *convulsion tonique* douloureuse, qui dépend de causes *passageres*, & qu'on éprouve principalement au gras des jambes.

Mouvemens convulsifs (Zuckungen.)

Il survient quelquefois chez les personnes *hypochondriaques* & *hystériques*, des *convulsions cloniques*, qui sont cependant passageres, & ne constituent point une maladie particuliere.

Grincement des dents (Trismus).

Le *Grincement des dents* est un symptôme d'autres convulsions, ou il existe par lui-même; il a lieu sur-tout pendant la nuit, & dépend d'une irritation dans les premieres voies, occasionée par des vers ou par une saburre âcre. C'est d'après ces causes qu'il faut en conduire le traitement.

Ris Sardonien.

C'est un accident très-rare, & on le confond souvent avec le *spasme cynique*. Dans le *ris sardonien*, de même que dans le ris naturel, le

diaphragme

diaphragme éprouve un mouvement convulsif.

On croyoit autrefois que *l'inflammation du diaphragme* occasionoit toujours le *ris sardonien* ; mais cette opinion est contredite par les observations. Cette affection peut dépendre des mêmes causes qui produisent les autres convulsions : mais elle est sur-tout occasionée par l'usage intérieur de la *renoncule des marais* (*ranunculus sceleratus*).

Spasme Cynique.

Le *Spasme Cynique* ou la *convulsion des muscles du visage* , est un symptôme d'autres convulsions , ou il survient à la suite de quelque blessure des nerfs & des tendons de la mâchoire ou des extrémités. Outre l'usage de l'*opium* , il n'y a que la section complette du nerf , au cas qu'il soit déchiré , qui puisse y remédier.

Danse de Saint Vite.

Les personnes attaquées de cette maladie , font dans un mouvement continuel , & sont agitées au point qu'elles ne peuvent tenir leurs mains ni leurs pieds dans une situation fixe. Le plus souvent elles conservent l'usage de leurs sens ; mais il arrive aussi quelquefois , qu'elles sont privées de sentiment.

Cette maladie arrive le plus ordinairement entre la dixieme & la quatorzieme année de la vie ; mais elle attaque aussi quelquefois des sujets plus avancés en âge.

TOME II.   C

Elle dépend le plus souvent de quelque acrimonie particuliere, ou de quelque matiere irritante qui se trouvent dans le corps, telles que les vers, les exanthêmes répercutés, &c. ; c'est ce qu'on doit considérer dans le traitement.

On doute avec raison qu'en *Italie* cette maladie puisse effectivement être occasionée par la piqûre de la *tarentule*.

Epilepsie.

Cette maladie se manifeste par des paroxysmes chroniques, accompagnés de *convulsions cloniques* de tout le corps, & de la privation de tout sentiment.

Les accès varient beaucoup, soit dans leur intensité, soit dans leur durée ; & ils ne font que très-rarement périodiques. Pendant ces accès, la respiration est ordinairement pénible ; & il se forme le plus souvent de l'écume à la bouche.

Quelquefois l'accès est précédé d'autres symptômes spasmodiques, tels que des vertiges, des urines claires & pâles. Quelquefois le malade sent le spasme qui commence par quelque endroit du corps, & qui s'éleve de plus en plus. Il y en a qui n'en font attaqués que pendant la nuit. On observe souvent, que les accès arrivent sur-tout en *pleine-lune*.

Indépendamment de la foiblesse générale & de l'irritabilité du systême nerveux, la disposition à cette maladie est aussi quelquefois héréditaire,

& souvent fi occulte , qu'on ne peut abfolument la découvrir.

Les caufes principales de l'épilepfie font :

1°. Une faburre âcre & bilieufe dans les pre-mieres voies ;

2°. Des vers , & fur-tout le *ténia* chez les perfonnes âgées ;

3°. Une matiere exanthématique, par exemple, la gale ;

4°. Une matiere arthritique ;

5°. Des évacuations fupprimées , fur-tout de vieux ulceres , auxquels la Nature étoit accou-tumée depuis long-temps , & qui font guéris trop promptement ;

6°. Les mêmes caufes qui produifent une *fievre intermittente* ; (1).

7°. Une caufe phyfique ou méchanique qui irrite le cerveau, ou quelqu'autre partie du fyf-tême nerveux, telle que la dépreffion d'une partie du crâne , ou quelque efquille ;

8°. Chez les enfans l'épilepfie peut être occa-fionée par la dentition , par un lait ou par une faburre âcre dans les premieres voies ;

9°. Des paffions fortes de l'ame , fur-tout la frayeur & la colere peuvent auffi l'occafioner.

___

(1) Ce rapport que l'*épilepfie* a quelquefois avec les *fievres intermittentes* eft prouvé non-feulement par le traitement antifébrile qui lui convient alors , mais encore parce qu'il y a des exemples de fievres intermittentes qui dégénerent en épilepfies , comme l'a obfervé M. Metzger. Voyez les Mémoir. de Leipfick , vol. 15. p. 250.

Les accès les plus légers ne font pas toujours les moins difficiles. L'écume de la bouche n'annonce rien d'extraordinaire : elle dépend vraisemblablement du spasme des petits vaisseaux. La maladie une fois prolongée, augmente tellement la disposition, qu'elle revient ensuite par des causes les plus légeres.

En général le prognostic qu'on doit faire sur cette maladie dépend de la nature de ses causes, qui font tantôt manifestes & faciles à détruire, tantôt occultes & rebelles. On détruit difficilement une disposition héréditaire. Celle qui n'est pas héréditaire, & qui se manifeste avant l'âge de quatorze ans, se dissipe ordinairement au bout de quelques années (2). Passé l'âge de vingt-cinq ans, elle devient très-opiniâtre, & céde difficilement aux remedes, à moins qu'elle ne dépende d'autres maladies curables. Celle qui s'établit successivement & petit-à-petit, est plus opiniâtre que celle qui se déclare tout-à-coup, sans aucune disposition préliminaire. Elle se dissipe quelquefois par une *fievre quarte*, d'autres fois par quelque *métastase*.

Pendant l'accès on n'a rien à faire, si ce n'est que d'empêcher que le malade ne se blesse en se donnant des coups ou en tombant. L'usage de lui étendre par force le pouce, l'affoiblit beaucoup plus, que si on l'abandonnoit à lui-même. Les

---

(2) Voyez les Aphorism. d'Hippocrate L. 2. Aph. 45. & L. 3. Aph. 28.

eaux de fenteur fortes peuvent nuire aux pou- mons : mais on peut faire fentir aux perfonnes hyftériques des fubftances puantes , telles que l'*affa-fœtida* , une *plume brûlée* , &c. Si l'accès eft trop violent , & qu'il dure trop long-temps , on tâche de donner un lavement émollient & antifpafmodique.

Après l'accès on cherche toujours à provo- quer & à entretenir une légere tranfpiration.

On conduit le traitement d'après les caufes manifeftes. Les ulceres artificiels produifent ordi- nairement de bons effets ; fur-tout lorfqu'ils font ouverts dans les endroits mêmes où les mala- des reffentent quelquefois le début de leur accès. Au cas qu'on ne puiffe découvrir aucune caufe manifefte ou facile à combattre , on doit tenter les *fpécifiques.* Tels font l'*opium* à des dofes augmentées fucceffivement , le *fel ammoniacal de Venus* , les *fleurs de creffon des prés (carda- mine)* le *camphre* , l'*écorce d'orange* , la *valé- riane* , & l'*huile animale de Dippel.*

Eclampfie.

L'*Epilepfie* fe préfente quelquefois fous la forme d'une maladie aiguë ; & on lui donne alors le nom d'*Eclampfie.*

On l'obferve communément chez les enfans du plus bas-âge & chez les femmes en couche : elle fe diffipe bientôt , ou elle devient mortelle.

Comme elle eft toujours fymptomatique , on dirige fon traitement d'après celui de la maladie primitive dont elle dépend.

Räphanie.

On appelle *Raphanie* des convulsions cloniques, ou des mouvemens convulsifs irréguliers & passagers plutôt que permanents, qui commencent toujours avec des douleurs & une démangeaison dans les membres, & qui sont de nature aiguë.

Ce qu'il y a encore de particulier dans cette maladie, c'est qu'elle est contagieuse : il n'y a que les seuls enfans à la mamelle qui paroissent être à l'abri de sa contagion.

Les malades conservent ordinairement l'usage de leurs sens : à moins que la fievre & les douleurs ne les jettent dans le délire.

Il y a différentes opinions sur la cause de cette maladie : les uns la font venir de la *graine* d'une espece de *raifort* (*raphanum raphanistrum*), mélée avec le pain ordinaire, & l'ont par conséquent appellée *Raphanie* ; selon d'autres, c'est l'*ivraie* (*lolium temulentum*) qui en est la cause ; & il y en a qui l'attribuent au *seigle ergoté* (*mutterkorn*). Il est très-vraisemblable & conforme à toutes les observations, que la maladie est occasionée par une mauvaise nouriture.

La principale indication par conséquent, est de purger les premieres voies : si après cela les spasmes persistent encore, on emploie avec avantage la *valériane* avec le *camphre*.

A l'article de la gangrene, j'ai déjà fait observer que cette maladie est bien différente de celle qu'on connoît en France sous le nom d'*ergot*.

Tetanos.

On entend en général par *Tetanos*, toute convulsion tonique, accompagnée le plus souvent, quoique pas toujours, de la privation du sentiment. Les principales especes sont les suivantes :

1°. Le *Tetanos*, dans le sens le plus rigoureux : c'est une convulsion tonique des muscles du tronc & des extrémités, de maniere que le corps est droit & roide sans pouvoir pencher ni d'un côté ni de l'autre ;

2°. L'*Opisthotonos*, qui est une convulsion tonique des muscles, qui porte la tête en arriere ;

3°. L'*Emprosthotonos*, qui est une convulsion tonique des muscles, qui porte la tête en avant ;

4°. Le *Spasme de la mâchoire inférieure* ; la mâchoire inférieure est tellement rapprochée de la supérieure, qu'on ne peut presque ouvrir la bouche par aucun moyen.

Quelquefois toutes ces especes se réunissent, & ne font qu'une même maladie.

La maladie est tantôt chronique, tantôt aiguë.

Elle est communément aiguë dans les pays chauds du Midi, où elle vient à la suite d'un refroidissement, & emporte souvent le malade dans l'espace de onze jours.

D'ailleurs, elle peut être occasionée par toutes les causes irritantes qui produisent les autres convulsions.

Le spasme de la mâchoire inférieure vient à la suite de quelque blessure ou de quelque irritation des nerfs ou des tendons, soit des mufcles de la mâchoire même, soit de ceux des extrémités. Chez les enfans il eſt fouvent occaſioné par un lait & une faburre âcres contenus dans les premieres voies. Ces enfans périſſent d'ordinaire dans l'eſpace de trois ou quatre jours, ſi l'on n'a pas pu les fecourir à temps. Je crois avoir obſervé que la matiere de la *petite-vérole* peut très-bien caufer le tetanos : au moins les ſpaſmes, qui précédent quelquefois fon éruption, ont fouvent une grande analogie avec ceux qui ont lieu dans le tetanos ; & j'ai même fouvent obfervé le tetanos chez les enfans, dans des épidémies de petite-vérole.

Je ſuis encore fondé à croire, que l'*hydropiſie du cerveau* peut fort bien quelquefois occaſioner un pareil *ſpaſme*, par la raiſon que l'une & l'autre de ces maladies font fouvent accompagnées des mêmes fymptômes.

Pendant les accès, on ſe fert des bains chauds & des frictions.

Dans le ſpaſme de la mâchoire inférieure, on tâche d'évacuer la faburre par des lavemens ; & dès qu'on apperçoit la moindre ouverture à la bouche, on donne de l'*opium*, en attendant qu'on puiſſe adminiſtrer des remedes évacuants avec plus de fûreté.

Si les nerfs ou les tendons font bleſſés, on les coupe, ou l'on tâche de calmer l'irritation actuelle, par des *cataplaſmes émollients* & l'*opium*.

Si la maladie dépend de refroidiſſement, on
doit

doit avoir recours aux bains chauds & à de légers
fudorifiques.

On combat les autres caufes évidentes felon
le befoin.

Dans les cas où l'on n'apperçoit aucune caufe
manifefte, les *frictions mercurielles* ont été quelquefois falutaires.

Dans ces derniers temps, on a beaucoup recommandé le frotement extérieur avec l'*aimant* :
on peut au moins tenter ce remede dans le cas
où tous les autres ont échoué, & particuliérement dans le fpafme de la mâchoire inférieure,
occafioné par refroidiffement.

Tremblement.

Un *tremblement* continuel des membres &
de la tête, peut venir des caufes fuivantes :

1°. Des évacuations exceffives, & fur-tout
de celle de la femence ;

2°. De l'abus des fubftances narcotiques : dans
ce cas, le tremblement difcontinue communément par l'ufage actuel de ces mêmes fubftances
ftupéfiantes ; c'eft ce qui arrive aux *buveurs de
vin* ou *d'eau-de-vie* ;

3°. Des paffions violentes & long-temps con-
tinuées ;

4°. Des fpafmes : dans ce cas le tremblement
eft paffager ;

5°. De quelque acrimonie rhumatifmale ;

6°. De la Paralyfie ;

7°. De l'âge.

On cherche à combattre toutes ces caufes de la maniere que nous avons indiquée ailleurs.

Contracture.

La *Contracture*, à proprement parler, n'eft point une maladie nerveufe : mais elle appartient cependant à cette claffe, en tant qu'elle empêche le mouvement des mufcles.

Elle confifte dans l'endurciffement des tendons & des ligamens des parties affectées.

Les caufes font :

1°. Un fpafme, qui, pour avoir duré longtemps, occafione une pareille contraction des tendons & des ligamens ;

2°. Des catarrhes, dont l'acrimonie peut caufer cette contraction ;

3°. La paralyfe : c'eft ainfi qu'après la *colique de poitou*, il refte quelquefois de pareilles contractions dans les membres ;

4°. Une acrimonie fcorbutique, vérolique ou arthritique.

Le fuccès du traitement dépend de l'état des tendons & des ligamens. Si leurs fibres font encore fufceptibles d'être ramollies & relâchées, on tâche d'obtenir ces effets par des remedes émollients, antifpafmodiques, légérement fudorifiques & fortifiants.

Nous allons maintenant reprendre les maladies fpafmodiques & nerveufes qui nous reftent à traiter.

DES AUTRES MALADIES NERVEUSES.

Vertige.

Dans le *Vertige* , le malade s'imagine que les objets extérieurs tournent rapidement autour de lui. S'il voit les objets tels qu'ils font naturellement, & avec leur couleur propre , la maladie s'appelle *vertige fimple* : mais s'il ne les voit que confufément , & fous des couleurs qui leur font étrangéres , on lui donne le nom de *vertige ténébreux ;* & s'il perd en même temps la connoiffance , au point de ne pouvoir pas fe foutenir, on l'appelle *vertige caduc.*

Les caufes font :

1°. Une foibleffe occafionée par des évacuations exceffives , telles , par exemple , que les hémorrhagies ;

2°. La faburre des premieres voies ;

3°. L'abus des liqueurs fpiritueufes ;

4°. Des fpafmes hyftériques ;

5°. Des obftructions dans les vifceres du bas-ventre ;

6°. Une éruption prochaine d'exanthêmes ;

7°. Des humeurs épanchées dans le cerveau ;

8°. Une trop grande pléthore.

On attribue communément le vertige à la pléthore : ce qui n'eft vrai cependant que dans le cas , où la Nature eft accoutumée à une évacuation de fang dont le temps approche , ou eft déjà paffé. C'eft alors que la faignée , ou les moyens qui favorifent les autres hémorrhagies habituelles , font fans contredit avantageux.

Lorfqu'on a lieu de préfumer quelque extravafation dans le cerveau , il y a pour l'ordinaire encore d'autres fymptômes qui exigent l'opération du trépan.

S'il y a une éruption prochaine , on doit la favorifer par des frictions , par les remedes épifpaftiques & diaphorétiques.

On tâche de remédier aux obftructions des vifceres du bas-ventre , par les réfolutifs , un bon régime , l'exercice convenable & la tranquillité de l'efprit.

Si le vertige dépend d'une affection hyftérique, on donne quelques goutes de *laudanum*.

En cas de faburre , on tâche de purger les premieres voies ; & fi ce font des boiffons fpiritueufes qui ont occafioné le vertige , on réprime leur action par les *acides* , ou on les évacue par *l'émétique*.

Si la maladie eft l'effet d'une foibleffe , des alimens nouriffants & de facile digeftion & les bains froids , font les moyens qui conviennent principalement.

Défaillances.

On appelle *débilité* , le défaut de forces en général : mais fi cet effet vient à avoir lieu toutà-coup & d'une maniere brufque , il porte le nom de *défaillance*.

On en diftingue les efpeces fuivantes :

1°. La *Lipothymie* ; c'eft une défaillance foudaine mais passagere, dans laquelle le poûls ne change point, & le malade ne perd pas connoissance;

2°. La *Syncope*; où le poûls & la respiration sont affoiblis, la chaleur naturelle diminue, & où il y a perte de connoissance;

3°. L'*Asphyxie*; où toutes les forces manquent; où l'on n'observe ni pouls ni respiration: & cet état ne diffère de la mort, qu'en ce qu'il n'est point accompagné de putréfaction, quand même il dureroit plusieurs jours de suite.

Les défaillances ont lieu chez les personnes foibles & sensibles:

1°. Par des causes morales, telles que les longues méditations, & les passions de l'ame;

2°. Par une foiblesse naturelle, qui est presque toujours de nature hystérique, & par laquelle les moindres causes peuvent occasioner des défaillances;

3°. Par l'épuisement des forces, occasioné par la faim, l'insomnie, ou par des évacuations excessives;

4°. Par des causes irritantes contenues dans les premieres voies; telles sont les vers, ou quelque saburre;

5°. Par les trop grands efforts qui ont lieu dans l'accouchement, dans les accès de la podagre, & dans les douleurs violentes;

6°. Les défaillances sont souvent un symptôme du scorbut;

7°. Elles peuvent être encore occasionées par un froid trop vif;

8°. Par le défaut d'air atmosphérique ; c'est ainsi que dans l'eau ou dans l'air fixe on ne peut pas respirer ;

9°. Par des polypes du cœur & des gros vaisseaux, par les anevrysmes, les vomiques & par les obstructions des visceres.

Pendant la défaillance même, il faut mettre le sujet dans une situation horizontale. Les *eaux de senteur* ou sont inutiles, ou peuvent même nuire. L'exposition à l'air libre, & l'aspersion avec de l'*eau froide* sont les meilleurs moyens. On peut encore faire laver le visage & les mains avec du *vin*.

Si les forces sont épuisées, on tâche, selon le besoin, de nourir & de fortifier ; on cherche également à enlever les causes irritantes : mais on doit toujours en même temps employer les remedes antispasmodiques. On peut par exemple se servir de l'*assa-fœtide*, comme d'un remede tout-à-la-fois évacuant & vermifuge.

Dans l'accouchement, dans une éruption prochaine d'exanthêmes, & dans les paroxysmes de la podagre, c'est quelquefois la pléthore qui est la cause du défaut de forces, qui à son tour occasione les efforts & la défaillance. La saignée dans ce cas est un excellent remede, supposé qu'il y ait une vraie pléthore, ou plutôt une disposition à quelque évacuation sanguine.

Si la défaillance dépend de douleurs trop violentes, & que ces douleurs soient de nature spasmodique, il faut employer l'*opium*. Ce remede peut encore convenir dans les douleurs occafionées par une inflammation, pourvu qu'on ait auparavant employé la méthode antiphlogiftique.

Si la défaillance eft produite par un froid trop vif, il ne faut point porter le malade dans un endroit chaud ; fa chaleur doit être ranimée peu-à-peu , & par des moyens internes. On commence par couvrir le corps de *neige* & le froter doucement ; on tâche enfuite d'y introduire quelque boiffon chaude , par exemple , du *thé* avec un peu de *vin*. Dès que le malade commence à fe reconnoître , on cherche à le mettre en mouvement ; on ne doit pas le porter dans des lieux chauds , avant qu'il foit tout-à-fait revenu ; & même, dans ce cas , il ne faut échauffer la chambre que peu-à-peu.

Dans les accouchemens laborieux , l'enfant vient fouvent dans un état de mort apparente : mais on le fait revenir pour l'ordinaire par un bain chaud , auquel on aura ajouté un peu de *vin* , par un lavement de *tabac* , & par l'infufflation de l'air.

Quant à ceux qui ont été fous l'eau , on les expofe d'abord à l'air libre , on leur frote les membres , on leur adminiftre des lavemens irritants , fur-tout de *fumée de tabac* , & fi l'on a lieu de préfumer quelque pléthore , on les faigne.

On cherche en même temps à leur fouffler de l'air : ce qu'il faut cependant opérer avec précaution , & de maniere qu'on leur en introduife dans la bouche beaucoup à chaque fois , qu'enfuite on leur comprime la poitrine , & qu'on leur en introduife de nouveau ; car fi l'on s'avisoit de leur souffler l'air trop vîte & sans interruption, ils suffoqueroient plutôt qu'ils ne respireroient. Dès qu'on apperçoit le moindre signe de sentiment, on leur donne un vomitif ; le *vin émétique*, à la dose de six drachmes jusqu'à une once, est ce qui convient le mieux : on continue en même temps à leur froter les extrémités.

On traite de la même maniere ceux qui ont été dans l'air fixe ou dans des vapeurs narcotiques : si ce n'est qu'on les asperge de plus avec de l'*eau fraîche*, & qu'on leur lave les membres avec du *vin*.

Insomnie.

L'*Insomnie* est souvent un symptôme de la fievre. Elle provient de plus :

1°. De douleurs violentes ;

2°. De passions affligeantes de l'ame ;

3°. De spasmes hystériques ;

4°. De la foiblesse de l'estomac, & de la difficulté de digérer qui en est la suite ;

5°. De l'âge.

On conduit le traitement d'après ces différentes indications.

Les douleurs sont un symptôme d'inflammation, ou d'une irritation directe sur les nerfs : dans tous les deux cas on peut se servir de l'*opium*, pourvu qu'il n'y ait point pléthore, saburre dans les premieres voies, ni constipation, & qu'on emploie conjointement, en cas d'inflammation,

flammation, les remedes réfolutifs, émollients, & atténuants en fuffifante quantité.

Affoupiffement.

On diftingue trois degrés dans le *fommeil contre-nature*.

1°. Le *Coma* ; où il y a une propenfion continuelle au fommeil, dont on peut cependant réveiller le malade. S'il dort continuellement, on appelle cet état *coma fomnolentum* ; & s'il a des momens de veille, mais de maniere qu'il foit étonné & prêt à retomber dans le fommeil, on lui donne le nom de *coma-vigil*.

2°. La *Léthargie* ; elle eft accompagnée d'une grande débilité, d'une refpiration pénible, & d'une foibleffe d'efprit telle que le malade oublie tout & ne fe foucie de rien.

3°. Le *Carus* ; c'eft un affoupiffement fi profond, qu'on ne peut prefque pas en tirer le malade. La refpiration eft lente & pénible.

Le *Coma-vigil* eft ordinairement un fymptôme de la fievre ; il a encore lieu dans les maladies vermineufes. Les autres efpeces peuvent dépendre d'une furabondance d'humeurs ; de vapeurs narcotiques & méphitiques ; d'éryfipele ; de podagre ou de gale répercutées ; d'épanchemens qui compriment le cerveau, comme cela arrive dans les bleffures, dans les métaftafes, dans l'hydrocéphale, &c. ; d'une impreffion vive & long-temps continuée des rayons du foleil ; des paffions de l'ame ;

TOME II.   E

d'évacuations exceffives ; de fpafmes hyftériques ;
du fcorbut ; de la fauffe péripneumonie ; de
l'âge , & de plufieurs autres caufes qu'on ne
peut déterminer , & qui compriment le cerveau
directement ou par *fympathie*.

La *Léthargie* eft communément accompagnée
d'une petite fievre & d'une habitude de corps
cachectique , & fe préfente quelquefois comme
une maladie chronique.

Le *Carus* dépend communément de caufes
graves & difficiles à combattre , & ne dure que
peu de jours.

Le *Coma fomnolentum* peut durer des années
entieres, comme il y en a des exemples.

Les *affections foporeufes* doivent être confidérées comme des maladies dangereufes , puifque
le trop de fommeil, même naturel, affecte les
forces. Celles qui dépendent de *réplétion* , &
où les forces font plutôt *opprimées* que *fupprimées* , fe guériffent plus facilement que celles
où les forces font effectivement épuifées. De
même il y a plus à efpérer lorfque les caufes
agiffent par *fympathie*, que lorfqu'elles compriment immédiatement le cerveau.

On ne doit employer les remedes excitants ,
que dans le cas où la maladie dépend de vapeurs
narcotiques. Dans les autres cas il faut toujours
agir d'après les indications. On doit tâcher d'empêcher toute congeftion à la tête ; pour cet effet,
on fait mettre le malade fur fon féant.

La feule pléthore occafione rarement l'affou-
piffement : cependant s'il y a une furabondance

d'humeurs à évacuer, accompagnée de pléthore, on peut faire une petite faignée au pied, avant l'évacuation ; fur-tout lorfque celle-ci doit fe faire par l'émétique, à caufe d'un orgafme fupérieur.

Si l'affoupiffement eft occafioné par la métaf-tafe de quelque matiere, on tâche de rappeller cette matiere à la peau au moyen des véficatoi-res & des épifpaftiques, par des frictions & des remedes diaphorétiques.

En cas de léfions à la tête, on doit employer l'opération du *trépan*, afin d'évacuer la matiere épanchée qui comprime le cerveau.

Il faut en général mêler les remedes nécef-faires avec les antifpafmodiques, fur-tout lorf-qu'il y a une difpofition hyftérique ou hypo-chondriaque.

Quand les forces manquent, & que l'affou-piffement dépend d'*inanition*, les fecours de l'Art font ordinairement fans effet.

On évacue les fubftances narcotiques par l'*émé-tique*, ou on empêche leur action par l'ufage des *acides*.

Paralyfie.

On dit d'une partie, qu'elle eft *paralytique*, lorfque fes mufcles ont perdu leur faculté motrice.

Quelquefois cette partie perd en même temps tout fentiment ; il eft plus rare qu'il lui refte une fenfation douloureufe. La privation de mouve-ment a auffi fes degrés ; les membres paralyti-ques peuvent avoir quelquefois des mouvemen convulfifs.

Le pouls de la partie affectée est ordinairement plus foible & plus petit ; quelquefois il manque abfolument.

Lorfque la maladie affecte les extrémités , on l'appelle proprement *Paralyfie* ; fi c'est la moitié du corps , excepté la tête , qui est paralytique, on lui donne le nom d'*Hémiplégie* ; & fi c'est tout le corps , excepté la tête , elle porte le nom de *Paraplégie*.

La maladie furvient quelquefois fubitement ; d'autres fois elle est précédée par une *ftupeur* & un fentiment de froid dans les membres.

Les caufes font :

1°. La pléthore dans un tempérament fort fenfible ;

2°. Des vapeurs de *plomb* & d'*arfénic* ;

3°. Une acrimonie rhumatifmale , fcrofuleufe, fcorbutique , arthritique , vérolique ou galeufe ;

4°. Des paffions violentes de l'ame & fouvent répétées , fur-tout la colere & la frayeur ;

5°. Des évacuations copieufes & affoibliffantes ; c'est ainfi qu'il furvient quelquefois des paralyfies à la fuite d'une *dyfenterie* ou d'une *hémorrhagie* ;

6°. La paralyfie fe préfente encore comme une maladie *périodique* ;

7°. Les affections hyftériques, ou autres débilités nerveufes, peuvent occafioner la paralyfie ;

8°. Les douleurs vives ; c'est ainfi que des coliques violentes font communément fuivies de paralyfie. Il est cependant difficile à décider fi dans ce cas la paralyfie est effectivement la fuite

de la douleur , ou fi elle dépend plutôt d'une
métaſtaſe de la matiere morbifique ;

9°. Une *vomique* peut comprimer le *ganglion
thorachique* , d'où partent les nerfs du bras , &
cauſer par-là une paralyſie de la main ;

10°. Dans l'*Hydrocéphale interne* , & dans le
ſpina-bifida , il ſurvient ſouvent des paralyſies des
extrémités inférieures ;

11°. Les bleſſures des nerfs occaſionent immédiatement une paralyſie ; &

12°. Enfin la plûpart des *apoplexies* entraînent
après elles des paralyſies.

Plus la paralyſie a duré long-temps , plus elle
eſt difficile à guérir. Elle devient d'autant plus
opiniâtre , qu'elle a été précédée long - temps
auparavant de quelques ſymptômes. Elle eſt également grave , toutes les fois qu'elle vient à la
ſuite d'autres maladies. On peut en eſpérer la
guériſon , lorſqu'elle eſt accompagnée de mouvemens fébriles ; mais ſi les membres ſont tout-à-
fait relâchés , froids & privés de ſentiment , elle
eſt pour l'ordinaire incurable.

Dans le traitement on doit d'abord ſonger à
détruire les cauſes matérielles.

On combat les différents virus par les remedes
qui conviennent à chacun en particulier.

Si la maladie dépend de ſeule pléthore , on
cherche à rétablir les ſaignées ou les hémorrhagies habituelles.

Dans le cas de *vapeurs de plomb* , les *acides
végétaux* , & les moyens adouciſſants ont ſouvent réuſſi.

Contre les *vapeurs arsénicales*, on emploie les *bains sulfureux*, qui sont également très-avantageux en cas de virus scrofuleux ou galeux.

Si c'est une affection rhumatismale, on doit principalement tâcher d'augmenter la transpiration ; ce qu'on obtient par la *teinture volatile de Gayac*.

Dans les passions de l'ame, il faut évacuer la bile par l'usage soutenu du *vin émétique* & de l'*ipecacuanha* ; & tâcher de fortifier les nerfs par les *bains froids*, qui conviennent également lorsque la maladie dépend d'affoiblissement.

Si la paralysie est *périodique*, elle exige l'usage du *quinquina* ; & si elle dépend d'une affection hystérique, on emploie d'abord les préparations d'*opium*, & ensuite les *remedes fortifiants martiaux*.

Lorsqu'on ne peut découvrir aucune cause manifeste, l'*air fixe*, employé intérieurement, produit quelquefois d'excellents effets.

On peut encore faire usage de frictions irritantes extérieures, & sur-tout avec des *cantharides*.

S'il n'y a que simple foiblesse, on peut laver les membres avec du *vin*, ou même faire usage de *bains de fourmis*.

Dans un rhumatisme invétéré, l'*électricité* est souvent éminemment avantageuse.

Apoplexie.

On appelle *Apoplexie* une attaque subite, dans laquelle le malade est privé de l'exercice de ſes ſens, devient paralytique, & tombe dans un aſſoupiſſement accompagné de difficulté de reſpirer.

Ainſi la maladie conſiſte dans un aſſoupiſſement, accompagné de ronflement & de paralyſie.

On l'appelle *Apoplexie complete* (exquiſita), lorſqu'elle prive le malade de tout ſentiment & de tout mouvement, & *Parapoplexie*, quand le malade conſerve quelque ſentiment & quelque mouvement.

L'Apoplexie vient à la ſuite d'autres maladies, ou elle s'établit par elle-même. Dans le dernier cas, elle eſt ordinairement précédée quelques ans auparavant de ſignes précurſeurs, tels, par exemple, que des vertiges, dont on ne peut aſſigner aucune cauſe ſuffiſante; de l'engourdiſſement des membres; de la propenſion à un ſommeil, qui ne repare point; de la perte de la mémoire, du grincement des dents pendant la nuit; de l'émiſſion involontaire de l'urine; & enfin d'une difficulté de la langue, qui eſt l'avant-coureur d'une apoplexie prochaine.

L'accès de la maladie ſe termine par la mort, le ſecond, tout au plus tard le troiſieme jour; ou il ſurvient une fievre avec des paroxyſmes rémittents, dont on a cependant toujours à craindre de nouvelles attaques d'apoplexie.

Cette fievre, bien traitée, peut par ſa ſolution rétablir entiérement le malade : mais elle eſt le plus ſouvent ſuivie de *paralyſie*.

L'apoplexie ſurvient par *ſympathie*, ou par

la dilatation & le déchirement direct des vaisseaux du cerveau. Ce qui prouve qu'il y a des apoplexies sympathiques, c'est que souvent chez les apoplectiques, on n'a trouvé ni dilatation, ni déchirement des vaisseaux, & qu'au contraire on a souvent rencontré des épanchemens considérables, qui n'étoient point suivis d'apoplexie.

La cause prochaine paroît être un spasme, dont l'action se fait sentir sur tout le systême nerveux, & semble consister principalement dans des congestions qui compriment la moëlle des nerfs.

Rarement cette maladie attaque les jeunes-gens : c'est pour l'ordinaire au commencement de la vieillesse qu'on y devient sujet. Les personnes très - sensibles, & disposées aux spasmes, qui font usage d'alimens fort nourissants & échauffants, qui menent une vie sédentaire, qui ont le cou gros & court, & la tête enfoncée entre les épaules, font les plus sujetes à l'apoplexie.

Les causes, qui peuvent décider ces congestions, font :

1°. La pléthore, & une tendance de la Nature à se débarrasser du sang surabondant ;

2°. La surabondance d'humeurs pituiteuses & féreuses ;

3°. Des passions subites de l'ame ;

4°. Un amas de saburre âcre & bilieuse, ou des vers dans les premieres voies ;

5°. La suppression de la transpiration & des sueurs ;

6°.

6°. Les obstructions des viscères abdominaux ;

7°. L'Apoplexie arrive aussi comme une maladie *périodique* ;

8°. Elle peut dépendre d'une trop grande replétion de l'estomac ;

9°. D'un échauffement occasioné par l'usage des boissons enivrantes ;

10°. De vapeurs narcotiques ;

11°. D'un échauffement causé par l'exposition au soleil ;

12°. D'un refroidissement subit ;

13°. D'une goute remontée ;

14°. D'exanthêmes répercutés ;

15°. De polypes du cœur & d'anevrysmes ;

16°. D'un affoiblissement général occasioné par des évacuations excessives.

Les épanchemens qui compriment le cerveau, peuvent être occasionés par toutes ces causes : mais ils peuvent aussi dépendre de lésions extérieures, & d'abscès formés insensiblement dans le cerveau.

On voit par les différentes causes que nous venons d'exposer, l'insuffisance de la division de l'apoplexie, en *sanguine* & en *séreuse* ; quoique cette distinction existe, sans contredit, & qu'on ne doive point la négliger.

Le plus ou moins de danger de la maladie dépend en partie de la nature des causes, & en partie de la violence de ses accès.

Plus l'apoplexie est complete, plus aussi elle est dangereuse. Elle ne l'est pas moins lorsque le malade ne peut point avaler, quoique souvent on vienne à bout de lui introduire quelque chofe par force. Il y a encore du danger , lorfque la fievre ne s'allume pas bientôt. C'eft un mauvais figne quand les remedes n'agiffent point , que les parties internes paroiffent être paralytiques , & que les excrémens s'échappent involontairement. Plus il y a de fignes qui l'ont précédé long-temps avant , plus elle eft dangereufe. Elle l'eft moins dans le premier accès que dans les fuivants. L'apoplexie *idiopathique* eft moins dangereufe que celle qui vient à la fuite de quelque autre maladie.

Il s'agit principalement dans le traitement , d'enlever les caufes des congeftions , & particuliérement de celles de la tête. Pour cet effet , on met le malade fur fon féant. Si le vifage eft fort rouge , le pouls grand & plein , fur-tout dans l'artère carotide , & qu'il y ait enfin une habitude de corps pléthorique , on doit ouvrir auffitôt la veine. On choifit la jugulaire fi l'accès eft violent ; mais fi l'on a en même temps à rétablir des hémorrhagies fupprimées , on faigne plutôt du pied. La quantité & les répétitions de la faignée fe réglent fur l'état du pouls , & d'après la conftitution du malade.

Immédiatement après la faignée , on donne un lavement qui ne doit être qu'*émollient* , en cas de fimple fenfibilité & de pléthore ; mais qu'il faut rendre *purgatif* s'il y a une faburre bilieufe dans les premieres voies , ou *ftimulant* , fi la faburre eft de nature pituiteufe.

On tâche en même temps , lorfqu'il n'y a

qu'un simple spasme, & que pléthore, de faire prendre au malade intérieurement des remèdes tempérants & antispasmodiques : & comme il y a communément *tension* au bas ventre, on peut, outre les lavemens, lui faire des frictions sur cette région avec des substances émollientes.

C'est vraisemblablement dans un pareil cas, qu'on peut encore appliquer des fomentations froides sur la tête, après avoir pratiqué la saignée, & procuré la liberté du ventre.

Lorsqu'il n'y a point de pléthore, ou quand on a saigné suffisamment, & procuré la liberté du ventre, on applique des *épispastiques* à la plante des pieds, & des *véficatoires* au gras des jambes.

S'il y a surcharge d'humeurs bilieuses & pituiteuses, on donne un assez fort *laxatif*, ou un *émétique*, si l'on est sûr que la saburre réside principalement dans l'estomac.

En général toute apoplexie ne demande point la saignée; elle peut nuire au contraire, lorsque les forces manquent, que le visage est pâle & le pouls petit, & qu'il y a une surabondance d'humeurs séreuses & pituiteuses.

Si c'est une transpiration & une sueur habituelles qui sont supprimées, on fomente les parties avec des *vapeurs émollientes* & des *bains*. On agit de même lorsqu'il y a des *exanthêmes* répercutés ou une *podagre* anomale; quoique dans ces derniers cas les *épispastiques* & les *véficatoires* doivent faire la principale partie du traitement.

Une apoplexie qui dépend de vapeurs narcotiques, exige l'ufage interne & externe des *acides*.

Dans un affoibliffement général, & dans les fpafmes hyftériques, la faignée n'eft pas, ou n'eft prefque jamais indiquée. Les *bains chauds*, auxquels on ajoute du *vin*, le *mufc*, la *valériane* & autres remedes *antifpafmodiques*, joints aux *épifpaftiques*, font ceux qui conviennent le mieux.

Dans l'apoplexie, on ne doit point chercher à diminuer la fievre par des remedes *tempérants*. Il faut au contraire employer les forts *réfolutifs*, fur-tout lorfqu'on a lieu de préfumer des obftructions dans les vifceres du bas-ventre.

Lorfque l'apoplexie eft *périodique*, on doit tâcher d'en prévenir à temps les accès, par l'ufage libéral du *quinquina*.

Extafe.

Dans l'*Extafe*, le mouvement ne ceffe point à la vérité, mais l'attention du malade eft tellement fixée fur quelque objet, qu'il perd le fentiment de tout le refte.

Elle dépend prefque toujours de caufes morales, & n'eft point fans danger. La diffipation, l'exercice, la bonne diete, les bains froids, & les remedes fortifiants & antifpafmodiques, font les moyens qu'on peut employer avec beaucoup d'avantage.

Catalepſie.

La *Catalepſie* a des paroxyſmes, pendant leſ-
quels le malade eſt privé de tout mouvement &
de tout ſentiment ; & cela de maniere qu'il reſte
dans la même ſituation où la maladie l'a ſurpris,
quoique les membres conſervent leur flexibilité.
Rarement les accès durent plus d'une demi-
heure.

La maladie differe de l'*épilepſie*, par le défaut
de convulſions ; du *tetanos*, par la flexibilité
des membres ; & de la *défaillance*, en ce que le
pouls, la reſpiration, la ſituation, la poſture ou
le mouvement que le malade avoit au moment
de l'attaque, n'éprouvent aucun changement.

Elle dépend des mêmes cauſes que les autres
maladies nerveuſes : il faut cependant qu'indépendamment de ces cauſes, il y ait quelque vice
particulier des nerfs ; puiſqu'il eſt très-difficile
de la guérir.

Rarement les accès en ſont mortels ; & la
maladie n'eſt dangereuſe que par les ſuites qu'elle
entraîne, & qui ſont l'*apoplexie*, la *paralyſie*,
l'*hydropiſie* & la *conſomption*.

Catoché.

Les Auteurs donnent un ſens différent à ce
nom : mais il ſeroit plus à propos d'appeller
Catoché cet état maladif, qui reſſemble à la
catalepſie, à la roideur des membres près. Il

diffère du *tetanos* par la respiration libre , &
parce qu'en général on n'y observe pas autant de
spasmes internes.

Le traitement est le même que celui de la
catalepsie.

Somnambulisme.

On a remarqué différentes espèces de *Som-
nambulisme*, qui ne sont cependant , à proprement parler , que des degrés différents de la
même affection.

Dans le premier degré de cette affection , le
malade parle & s'agite pendant le sommeil, mais
il reste cependant dans son lit.

Dans le second, il se leve pendant le sommeil,
& entreprend différentes choses ; mais on peut
très-facilement le réveiller & le faire revenir.

Dans le troisieme degré , le malade en est at-
taqué non seulement pendant le sommeil, mais
encore en plein jour & au milieu de ses occupations, de maniere qu'il perd tout-à-coup le sentiment, quoiqu'il continue d'exécuter une ou plusieurs actions ; il n'est pas si aisé à le faire revenir
de cet état.

Indépendamment des causes ordinaires de toutes les autres maladies nerveuses , on a encore
observé que cette maladie est héréditaire , &
qu'elle attaque quelquefois les personnes qui abu-
sent des substances narcotiques & enivrantes.

Il n'est point prudent d'éveiller le malade pendant l'accès ; il suffit seulement d'empêcher qu'il
ne se fasse du mal. On a cependant mitigé quelque-

fois la maladie en châtiant le *Somnambule* pendant les accès. On prétend même avoir obtenu de très-bons effets de l'*électricité*. Au reste, il faut rechercher & tâcher d'enlever ce qui pourroit pécher dans le corps : on y réuffit fouvent, à moins que la maladie ne foit héréditaire.

Hydrophobie.

L'*Hydrophobie* eft une averfion & une horreur pour toute boiffon aquèufe, au point que fouvent le malade tombe dans les plus violentes convulfions, au feul afpect de l'eau.

Il faut diftinguer trois états différents de cette maladie.

Le premier eft l'*hydrophobie fpontanée*. Elle eft un fymptôme ordinairement paffager d'autres maladies. Elle peut avoir lieu dans les inflammations & dans les fievres nerveufes, comme auffi par l'abus des boiffons fpiritueufes & des plantes narcotiques : & rarement elle exige un traitement particulier.

Le fecond état eft l'*hydrophobie par la morfure d'un chien enragé*.

Et fi cet état d'hydrophobie eft accompagné de *délire*, on a la troifieme efpece appellée *rage canine*.

Je ne parlerai que de cette maladie, qui vient à la fuite de la morfure d'un animal enragé. Quoique très-fouvent elle ne foit point accompagnée de *délire*, & que quelquefois au contraire il n'y ait que ce dernier fymptôme fans aucune *aver-*

fion pour l'eau, elle eft cependant toujours effentiellement la même maladie : ainfi, je joindrai
ces deux derniers états enfemble , quoiqu'il n'y
ait aucun nom particulier qui leur convienne en
commun.

On y obferve en général une *affection fpafmodique*. Le malade a communément quelque
chofe de farouche dans le regard ; l'eftomac &
la peau font également très-affectés , le premier par des douleurs & des vomiffemens , &
la peau par une fenfibilité exceffive. Quelquefois le malade eft dans fon bon fens , & ne refufe
point de boire , quoiqu'il ne foit point en état de
le faire. Quelquefois il eft dans le délire , il veut
mordre les affiftants , & leur crache au vifage ;
d'autres fois il boit très-facilement , mais il a
tous les autres fignes de la *rage*.

La caufe de cette maladie eft la falive intro-
duite dans la plaie , & qui agit d'une maniere
fpécifique fur les nerfs.

Il eft difficile de déterminer jufqu'à quel point
peut s'étendre la contagion de cette maladie. Il
y a des obfervations qui prouvent que la morfure d'animaux , qui ne font point du tout en-
ragés , même celle d'hommes en pleine fanté , a
auffi occafioné l'hydrophobie : comme d'un autre
côté , on prétend avoir des obfervations qui préfentent des hydrophobies occafionées par le
fouffle feul d'un animal enragé , ou par le fang
d'un hydrophobe.

Ce qu'il y a de certain , c'eft que la morfure
d'un

d'un chien enragé entraîne presque toujours cette maladie.

Les signes auxquels on connoît un chien enragé, sont les suivants : quelque temps auparavant l'animal est triste ; il regarde les alimens & la boisson d'un œil indifférent ; il a la même indifférence pour son maître, quoique dans le commencement il obéisse encore à sa voix ; il marche les oreilles & la queue baissées ; au lieu d'aboyer il gronde ; bientôt il ne connoît plus son maître ; il commence à mordre tout ce qui l'entoure ; il court enfin de tous côtés, mais toujours en ligne courbe ; sa langue est plombée & lui pend hors de la gueule ; il mord tout ce qu'il rencontre sur ses pas ; il tombe tout-à coup par terre, se releve ensuite, s'efforce de mordre, & meurt enfin ordinairement dans vingt-quatre, ou au plus tard dans quarante - huit heures.

Sa morsure dans ce dernier période est presque toujours contagieuse.

Il est difficile de déterminer la cause qui décide cette maladie chez les *chiens*. La constitution chaude de l'air, une nourriture échauffante, & le défaut de boisson paroissent y contribuer le plus. On sait que cette maladie attaque les *loups*, les *chats* & autres animaux. Le prétendu ver (*tollwurm*) que les chiens ont sous la langue, est un corps glanduleux, qui vraisemblablement n'a rien de commun avec cette maladie, si ce n'est qu'il contribue peut-être à la secrétion de la salive vénimeuse.

Tome II.　　　　　G

La plaie faite par cette morsure, ne suppure pas facilement, mais ordinairement elle se ferme bientôt. L'action du venin se manifeste après un temps plus ou moins long. Une disposition particuliere, des échauffemens, & les passions de l'ame peuvent accélérer ce temps. On a des observations d'*aversion pour l'eau* ou de *délire*, qui n'ont éclaté qu'après quatre ou six semaines, & quelquefois même après un pareil nombre de mois.

Les premiers symptômes qui se manifestent, sont : des douleurs dans la plaie ou dans la cicatrice ; une couleur foncée & une tuméfaction de la partie ; l'ouverture de la cicatrice annonce l'approche de la maladie ; il survient des anxiétés, une tristesse, des insomnies, des palpitations, des frissons, un défaut d'appétit & de soif ; la douleur de la plaie s'étend enfin sur tout le membre ; & alors se déclare tout-à-coup l'hydrophobie à l'aspect de l'eau, ou lorsque le malade veut boire. Il y en a qui peuvent avaler les remedes liquides ; d'autres boivent effectivement, mais ils vomissent bientôt après ce qu'ils ont bu ; quelques-uns n'ont aucune aversion pour l'eau, mais ils sont atteints d'autres accidens nerveux ; tantôt ils sont dans le délire, tantôt ils sont absolument dans leur bon sens ; quelques-uns sont tourmentés de douleurs violentes dans le creux de l'estomac & dans les intestins ; d'autres mordent, ou ne peuvent, lors même qu'ils sont dans leur bon sens, résister à l'envie de mordre ; il y en a, dit-on, qui aboient, ce qui n'est vraisemblable-

ment qu'une espece de lamentation, ou l'expres-
sion de la douleur. Cet état peut durer depuis trois
jours jusqu'à sept ; & alors il survient des défaillances & des assoupissemens suivis de la mort.

La cause prochaine de cette maladie n'est
point un vice particulier du gosier, puisqu'après
la mort on n'y a souvent observé aucune altération sensible, & que la déglutition des alimens
solides se fait toujours sans peine.

Il est vrai qu'on a trouvé après la mort, le ventricule & les intestins enflammés, & une bile
noire & putride ; mais ce sont plutôt les effets
que la cause de la maladie.

La cause prochaine paroît être plutôt un
spasme particulier des nerfs : spasme qui n'a rien
de commun avec les autres affections nerveuses;
puisqu'il y a des exemples de personnes mor-
dues, qui ont essuyé, sans aucun inconvénient,
entre le temps de la morsure & celui de la maladie déclarée, la *petite-vérole* & des *fievres*
quartes.

Ce qui prouve que le système nerveux est at-
taqué d'une maniere particuliere, ce ne sont
pas seulement les symptômes, mais c'est que
l'*opium* dans cette maladie, comme dans plusieurs autres affections nerveuses, administré souvent à la plus haute dose, n'exerce point sa vertu
narcotique.

La morsure d'un chien enragé, est toujours
plus dangereuse que celle d'un chien qui ne l'est
pas : mais elle l'est encore davantage lorsque
l'animal est dans le dernier période de sa rage ;

parce que dans ce cas la maladie se déclare beaucoup plus promptement.

Abandonnée à elle-même, la maladie est toujours mortelle. Les secours même de l'Art réus-
sissent rarement, quoiqu'il y ait des exemples de
quelques heureux traitemens. Il y a plus à espérer lorsque la maladie est précédée long-temps
auparavant des signes qui l'annoncent, que lorsqu'elle se déclare tout-à-coup. Elle est incurable
quand elle est déjà parvenue à son plus haut
degré, & que les forces du malade sont abat-
tues.

Le pouvoir donc de l'Art se borne principalement aux secours *prophylactiques*. Ils consistent
sur-tout à extirper, autant que cela peut
se faire, la partie mordue, & à entretenir la suppuration de la plaie aussi long-temps qu'il est
possible. La meilleure manière d'obtenir cet effet,
c'est de saupoudrer la partie avec des *cantharides*, qui méritent d'autant plus la confiance du
Médecin, qu'on a même obtenu de bons effets
de leur usage interne. Ce procédé cependant ne
peut avoir lieu que dans la plaie récente : quand
elle est déjà fermée, il ne reste qu'un seul
moyen ; c'est celui de l'ouvrir de nouveau.

La seconde partie du traitement seroit d'avoir
quelque *spécifique* contre le venin déjà absorbé.
On prétend que le *lichen terrestris* (3), la *bella-*

---

(3) C'est le *lichen caninus* de *Linné*, ou le *lichen cine-
reus terrestris* de *Vogel* de cognosc. & cur. morb. vol. 1.
§. 109.

dona (4) , les remedes *mercuriels* , les *cantha-rides* , & les *proscarabées* (*meloë majalis*) ont souvent produit de bons effets ; les antispasmo-diques même , & sur-tout le *musc* , ont quelque-fois été employés avec quelque apparence de succès : quoiqu'on ne puisse guere les regarder comme spécifiques , mais qu'ils ne soulagent vraisemblablement , qu'en calmant les spas-mes. Cependant les expériences qu'on a jusqu'à présent de ces remedes , sont trop vagues pour pouvoir les apprécier au juste. J'aimerois tou-jours mieux employer d'abord les *diurétiques* à une dose augmentée successivement ; la moindre perte de temps étant d'autant plus dangereuse , qu'on n'en a pas assez pour tenter d'autres moyens. Je tâche en même temps d'entretenir & de favo-riser la transpiration. On peut pour cet effet se servir avec avantage des *cantharides* , des *prosca-rabées* & du *polygala de Virginie.* Je préférerois ce dernier, quoique ce soit l'expérience qui doive décider d'un pareil choix. J'ai une fois, outre l'ex-tirpation de la partie mordue , & une suppuration convenable , employé les *frictions mercurielles* avec un tel succès , qu'il ne survint point d'*hydro-phobie.*

L'hydrophobie une fois déclarée , il n'y a guere

---

(4) Il faut ajouter à ces remedes le *mouron* (*anagallis arvensis* L.) qui , suivant les expériences rapportées dans le Recueil de la Société Economique de Berne , & celles de Vogel (L. c. §. 112.) , doit être un excellent antihydro-phobique.

de remedes. On ne doit point chercher à vaincre par des moyens violents l'aversion que les malades ont pour l'eau. De larges *véficatoires* appliqués fur la cicatrice, le *mufc*, l'*opium* & la *thériaque* diffoute dans l'*efprit volatil de fel ammoniac*, font les remedes les plus convenables qu'on pourroit employer dans cette occafion ; d'autant plus que les fels volatils des *cantharides* & des *profcarabées* & l'*eau de luce* doivent avoir produit de bons effets.

DES MALADIES LOCALES.

Je range dans cette claffe, premiérement, les maladies qui attaquent une partie déterminée du corps, qui ont leur caufe dans cette même partie, & qu'on appelle *maladies idiopathiques* ou *locales (topici)* : & en fecond lieu, celles qui, quoique *fympathiques* & dépendantes d'une difpofition contre - nature de tout le corps, n'affectent cependant que la fonction d'une feule partie déterminée.

DES MALADIES DE LA PEAU.

J'ai déjà parlé des maladies les plus effentielles *de la peau*, à l'article des *exanthêmes chroniques*. Je ne parlerai ici que de celles qui, prefque toujours, ou du moins le plus fouvent, dépendent comme elles de caufes internes ; mais qu'on doit néanmoins regarder plutôt comme des *affections* purement *locales*, par la raifon qu'elles n'attaquent qu'une partie déterminée de la peau, & que rarement elles font accompagnées d'autres incommodités.

Lentilles & Ephélides.

On appelle *Lentilles* les taches de roufleur, parce qu'elles reffemblent par leur couleur & par leur figure aux *lentilles*.

Elles viennent à ceux qui s'expofent trop long-temps à l'ardeur du foleil; & c'eft pourquoi on leur donne auffi le nom d'*Ephélides*.

De pareilles taches peuvent encore avoir lieu, fans que la peau foit expofée à l'action du foleil : on les appelle pour-lors *taches hépatiques* (*leber-flecke*).

Dans l'un & l'autre cas elles paroiffent cependant dépendre d'une acrimonie interne, parce qu'elles attaquent principalement les perfonnes qui ont une acrimonie rhumatifmale, ou des obftructions dans les vifceres abdominaux.

Un bon régime, des remedes dépuratifs, & l'exercice, avec l'ufage externe du *magiftere de Saturne*, font les moyens qu'on doit employer dans le traitement.

On obferve quelquefois chez les femmes enceintes de pareilles taches, mais qui different des premieres par leur plus grande étendue, & que l'accouchement fait difparoître.

Goute-rofe.

On donne ce nom à la rougeur du nez & du vifage; nous l'appellons *Couperofe* (*Kupfer*),

& elle eſt ordinairement la ſuite de l'abus des boiſſons ſpiritueuſes. Quelquefois cependant elle paroît être de nature *éryſipélateuſe* : & dans ce cas les *réſolutifs* , ſur-tout les *émétiques* à petites doſes , *l'acide vitriolique* , les *laxatifs antiphlogiſtiques* , & ſpécialement la *crême de tartre* , ſont employés avec ſuccès.

Erythême.

On appelle *Erythême* , une rougeur du viſage paſſagere & de nature inflammatoire.

Elle provient du frotement , de l'application extérieure de ſubſtances irritantes , telles que le *rhus toxicodendron* , de la morſure des inſectes , du feu & du froid.

Lorſque ce ſont des ſubſtances irritantes qui ont produit l'érythême , on applique extérieurement les *émollients* , & l'on donne intérieurement les *acides* & les *laxatifs antiphlogiſtiques* ; ſi la peau eſt brûlée , on peut employer *l'extrait de Saturne* affoibli ; & ſi les membres ſont gelés , on ſe ſert du *petrôle* & de *l'huile de cire*.

Lichen.

On appelle *Lichenes* (*Schwindflecken*) des exanthêmes benins de nature *dartreuſe* , qui ne cauſent guere de démangeaiſon , ne durciſſent point la peau , mais qui font tomber l'épiderme en écailles.

Indépendamment des remedes dépuratifs internes ,

ternes, on applique extérieurement la plante récente de *bon Henri*, & le *magistere de Saturne*.

Envie.

Les *Envies* ou les marques qu'on apporte en
naiffant, font de diverfes efpeces; quelquefois
elles paroiffent fous la forme de fimples taches;
d'autres fois fous celle d'excroiffances. Les pre-
miéres font ordinairement incurables : on peut
emporter quelquefois les dernieres au moyen de
la *ligature*.

Terminthes.

Ce font des puftules douloureufes, dont les
bords font d'un rouge de pourpre & la pointe
noire, & qui ont la forme & la groffeur d'un
pois [ou du fruit de *térébinthe*], d'où elles tirent
auffi leur nom. Elles fe terminent quelquefois
par la gangrene : mais le plus fouvent la croûte
qu'elles forment, tombe le troifieme ou le quatrieme jour; ce qui leur a fait donner par quelques-uns le nom de *puftules écailleufes* (Schæl-
blafen).

La caufe eft une acrimonie putride, qu'on
doit tâcher de détruire par les *acides* & par les
laxatifs antiphlogiftiques.

Epinyctides.

Ce font des puftules féparées, accompagnées
de douleurs qui augmentent pendant la nuit.

TOME II. H

Elles font remplies d'un pus muqueux , &
dépendent d'une acrimonie interne.

Leur traitement exige des remedes *dépuratifs*
& des *bains*.

Bourgeon (*Varus*).

Les *Bourgeons* font communément l'effet
d'une nouriture âcre & échauffante : on peut par
conféquent les prévenir par le feul régime , & les
guérir par l'ufage des *laxatifs antiphlogiftiques*.

Mal - mort.

Ce font des puftules couvertes de croûtes rabo-
teufes dures & noirâtres , qui tombent quelquefois , mais qui reviennent de nouveau , & fous
lefquelles la peau eft rouge & feche. On leur a
donné le nom de *Mal-mort* , parce qu'on n'y
obferve précifément aucune acrimonie , que les
puftules ne font pas contagieufes , & qu'elles ne
s'étendent point.

L'ufage externe des *mercuriels* légérement
cauftiques , un régime convenable , & quelques
laxatifs fuffifent ordinairement pour la guérifon
de ce mal.

Excoriation (*intertrigo*).

On donne ce nom aux *écorchures des enfans*.
Elles dépendent de l'âcreté de l'urine ; mais fouvent auffi elles font l'effet d'un lait âcre. Dans ce

dernier cas , on ne peut les guérir par le feul uſage externe des *déterſifs* & des *deſſicatifs* , c'eſt-à-dire , en lavant les parties avec de l'eau froide , & en les ſaupoudrant avec la *poudre de lycopodium* (*erdſchwefel*) ; il faut de plus changer de nourice , ou ſevrer l'enfant.

Crinons.

On tire quelquefois de la peau des enfans une matière graſſe & viſqueuſe , qui a la forme d'un *ver.*

Cet accident a communément lieu dans les obſtructions des glandes , lorſque la nutrition ne ſe fait point d'une manière convenable : & comme dans ce cas les enfans maigriſſent facilement , on a appellé ces prétendus vers *Comedones.*

On emploie extérieurement des bains avec du *ſon* pour ouvrir les pores de la peau , & favoriſer par-là la tranſpiration : & l'on donne intérieurement des remedes propres à diſſiper les obſtructions. Voyez *Liqueur de terre foliée de tartre.*

Phthiriaſis.

On diſtingue quatre eſpeces de *maladie pédiculaire* :

1°. Il y a des poux de la tête , qui ſont familiers aux enfans ;

2°. Des poux qui s'attachent aux parties naturelles & aux paupieres , & que les François appellent *Morpions* ;

3°. Les poux ordinaires qui s'attachent aux habits ;

4°. On a des exemples de maladies pédiculaires internes , où les poux fortent des yeux , du nez , des oreilles & de toutes les autres parties du corps , & où les malades maigriffent confidérablement , & meurent pour l'ordinaire.

La caufe de ces quatre efpeces de *phthiriafis* eft la mal-propreté , la communication avec des perfonnes qui en font infectées , & une acrimonie particuliere de la matiere tranfpirable.

On doit prefcrire l'ufage interne des *dépuratifs* : extérieurement on emploie avec beaucoup d'avantage l'infufion de la *femence de févadille.*

DES MALADIES DE LA TÊTE.

Céphalalgie.

On appelle *Céphalalgie* la douleur qui occupe toute la tête , ou qui n'en occupe qu'une partie indéterminée. Si elle eft violente & continuelle , on lui donne le nom de *Céphalée.*

Si elle n'occupe que la moitié de la tête , elle porte le nom d'*Hemicranie* ou *Migraine.*

Et fi elle eft fixée dans un petit endroit de la tête , on l'appelle *Clou.*

Il y a des douleurs chroniques du vifage , qui attaquent quelquefois les joues , & d'autres fois les tempes , qui ne ceffent prefque jamais , mais dont la violence diminue fouvent , & qui d'ail-

leurs se font sentir pendant le jour aussi-bien que
pendant la nuit. Le moindre mouvement que le
malade se donne peut exciter ces douleurs, quoique la plus forte pression des parties affectées
ne soit point douloureuse.

Les causes des douleurs de tête, sont :

1°. Des congestions de sang, occasionées par
des hémorrhagies supprimées, ou des saignées
habituelles négligées ;

2°. Une saburre bilieuse dans les premières
voies ;

3°. Des vers dans les intestins ;

4°. Des boissons narcotiques ;

5°. Des obstructions dans les viscères abdominaux ;

6°. Une acrimonie catarrhale ou rhumatismale ;

7°. Le virus vérolique ;

8°. Le virus scrofuleux : c'est principalement
de cette cause, que les *douleurs du visage* paroissent dépendre ;

9°. Des vapeurs de plomb & d'arsénic ;

10°. Une foiblesse hystérique : le *Clou* dépend
ordinairement de cette cause :

11°. Souvent les douleurs de la tête sont périodiques : & pour-lors on les appelle quelquefois *colique de tête* (*Kopfkolik*) ;

12°. Elles sont très-souvent un symptôme
des *maladies des yeux* ;

13°. Une dent cariée peut occasioner les douleurs de tête les plus violentes ;

14°. Elles dépendent aussi des vices de la tête,

comme des fungus, des ulceres, des eaux, & des vers dans les *finus frontaux*.

Si les douleurs dépendent d'une congeftion de fang, on doit rétablir les hémorrhagies fuppri-mées, ou pratiquer des faignées ; on a en même temps recours aux remedes *tempérants & anti-fpafmodiques*.

On tâche d'évacuer les boiffons narcotiques, la faburre bilieufe & les vers, & de réfoudre les obftructions des vifceres.

Dans une acrimonie catarrhale ou rhumatif-male, les émollients, les véficatoires, les fétons, & quelquefois l'ufage interne de la *valériane* produifent d'excellents effets.

Si l'on foupçonne un virus vérolique, on doit employer quelque *mercuriel cauftique*.

Dans les douleurs dépendantes d'un virus fcro-fuleux, & fur-tout dans les douleurs du vifage, la *ciguë* a fouvent produit de très-bons effets.

On cherche à corriger les vapeurs de *plomb* & d'*arfénic* par le moyen des *huileux* & des *aci-des*, & d'en favorifer l'évacuation par les bains, & par l'ufage des diaphorétiques.

On emploie les réfolutifs & le *quinquina*, lorfque la maladie eft périodique.

Si c'eft une dent cariée qui en eft la caufe, on la fait arracher.

Dans une foibleffe hyftérique, on prefcrit l'ufage interne & externe de l'*opium*, qui con-vient auffi quelquefois, lorfqu'on a lieu de pré-fumer quelque vice dans la tête.

Inflammation des méninges.

Cette maladie est toujours accompagnée de mouvemens fébriles, & devoit par conséquent être rangée parmi les autres maladies inflammatoires : mais comme la fievre est souvent imperceptible, & que les signes de cette inflammation sont extrêmement équivoques, à moins qu'on ne les déduise des causes qui l'ont précédé, je me borne à ce seul cas, où la maladie vient à la suite des lésions violentes de la tête, occasionées par quelque cause externe, & je la mets à cet égard au nombre des maladies locales.

On ne trouve point ordinairement cette maladie dans les livres de Médecine ; parce qu'on la regarde comme étant du ressort de la Chirurgie, & on la renvoie par conséquent à l'article des plaies de la tête. Mais si une *hémoptysie* dépendante d'une lésion externe, ne mérite pas pour cela le nom de maladie chirurgicale, on n'est pas fondé non plus à retrancher du nombre des maladies internes l'*inflammation des méninges* qui dépend de causes externes ; & d'autant moins, que considérée en elle-même, cette maladie n'exige peut-être aucun secours chirurgical.

Toutes les fois qu'à la suite d'un coup, d'une percussion, ou d'une violente commotion de la tête, il survient un vomissement accompagné de mouvemens fébriles, & que ces symptômes perséverent, on est fondé à présumer une *inflammation des méninges* actuelle ou imminente.

Si l'on obferve en même temps une plaie externe d'une mauvaife couleur , & fi le *périofte*
fe détache , on peut conclure que la *dure-mere*
eft dans un pareil état d'altération , parce que
ces deux membranes communiquént entre elles.

L'inflammation peut avoir lieu immédiatement après la léfion , par la feule commotion
& par la ftafe des humeurs dans les vaiffeaux ,
ou venir à la fuite du détachement de la *dure-*
mere , ou d'un épanchement.

On croyoit aurefois que l'*inflammation des*
méninges entraînoit toujours des *délires* , & on
la regardoit par conféquent comme fynonyme
de la *phrénéfie*. Il eft étonnant comment cette
opinion erronée a fi long-temps prévalu , malgré
les obfervations multipliées qui prouvent le contraire : tant il eft vrai que l'amour des hypothefes
offufque la raifon.

L'obfervation au contraire nous apprend que
dans cette maladie les facultés de l'efprit ne
font aucunement troublées , & qu'elles ne s'affoibliffent que deux ou trois jours avant la mort ;
temps auquel il furvient une *ftupeur* & un *délire*
tranquille & *comateux*.

Dès le commencement de la maladie , le pouls
eft ordinairement fpafmodique , inégal , & en
même temps plein ou petit , fuivant les différentes conftitutions des malades. Le vomiffement
n'a lieu que dans les premiers jours (vraifemblablement pendant le période de l'inflammation) :
& il paroît fuivre les exacerbations de la fievre ,
qui d'ailleurs n'obfervent aucun type fixe. Quelquefois

quefois le malade ne vomit que la boisson seule
qu'il a prise ; mais souvent il vomit aussi de la
bile verte. Il se plaint rarement d'une douleur
fixe à la tête quand il n'y a point de plaie : mais
il porte souvent pendant le sommeil la main
à l'endroit qui est principalement affecté. Souvent il a la tête pesante , au point de ne pouvoir
la tenir droite ; quelquefois il se plaint aussi de
tranchées , ou il urine avec difficulté. Le cinquieme ou le sixieme jour , il survient communément des *soubresauts* ; ensuite des *paralysies* ,
un *coma-vigil* , & enfin la mort le neuvieme , le
onzieme , ou même le dix-neuvieme jour.

A l'ouverture du cadavre , on trouve plus ou
moins de vestiges d'inflammation , suivant que
la suppuration a été plus ou moins complete.
Il y a quelquefois entre la *dure-mere* & le *cer-*
veau , un pus *jaunâtre* ; d'autres fois on observe
entre la *pie-mere* & l'*arachnoïde* une humeur
biliforme.

Il n'est point rare de trouver la tunique du
foie enflammée , & particuliérement celle de
la face inférieure : mais il y a aussi des cas , où
ni le foie , ni l'estomac n'ont éprouvé aucune
altération , quoiqu'il y ait eu des vomissemens.

Les Médecins ne sont pas encore d'accord , si
le vomissement est produit par une sympathie des
nerfs , ou par des désordres dans la circulation.
La premiere opinion paroît la plus vraisembla-
ble : parce que la bile verte , qu'on vomit souvent , dénote une affection du systême nerveux ,
& que souvent , comme nous venons de le dire ,

on n'a rien trouvé de contre-nature ni dans l'estomac, ni dans le foie.

La maladie est extrêmement dangereuse. Il
est difficile de garantir le succès de la guérison,
en cas de suppuration : quoiqu'on ne voie pas
clairement comment l'inflammation ou la suppuration pourroient occasioner la mort ; puifqu'il y a des obfervations qui prouvent qu'il
peut furvenir des fuppurations confidérables dans
le cerveau, fans aucun danger imminent pour
la vie.

Quoique dans les autres inflammations internes on doive avoir égard à la nature de la fievre
concomitante, & que la méthode antiphlogiftique ne foit pas une méthode générale appli-
cable à toute forte d'inflammation, il eft cependant difficile & prefque impoffible d'obferver
ici une pareille diftinction. L'inflammation exige
les fecours de l'Art les plus prompts : & fa nature
particuliere change tous les phénomenes ordinaires, à tel point, qu'il eft extrêmement difficile d'apprécier d'après eux la nature réelle de
la fievre ; il faut prendre par conféquent le
parti le plus fûr, qui eft d'employer promptement la méthode antiphlogiftique la plus complete.

Les faignées copieufes font donc la premiere
chofe qu'on doive faire, malgré la petiteffe, l'iné-
galité & l'état fpafmodique du pouls. La fievre
peut bien être de nature putride & maligne, en
forte que les faignées favorifent la gangrene :
mais certainement ces cas feront toujours les

plus rares ; & généralement parlant , on ris-
quera moins en employant la méthode antiphlogistique , qu'en se réglant sur des signes qui contre-indiquent la saignée d'une maniere si équivoque.

Cependant , si la foiblesse est trop considérable , on se contentera d'appliquer des sangsues
au cou.

On donne intérieurement des tempérants :
mais souvent on ne peut pas employer le *nitre* ,
à cause de l'envie de vomir ; & l'on prescrit alors
la *mixture rafraîchissante*. Comme la bile s'affecte & s'altere facilement , on tâche d'entretenir
la liberté du ventre , par la *pulpe des tamarins* ,
la *manne* , & les lavemens émollients.

D'après le conseil d'un Chirurgien célebre ,
les *fomentations d'eau froide* , appliquées sur la
tête , seroient un moyen à tenter. Il s'agit principalement dans ce cas de saisir le moment favo-
rable. Si l'inflammation n'est pas encore formée,
on peut sans doute la prévenir par les fomentations froides : mais il est aussi très - vraisem-
blable qu'elles doivent nuire lorsque l'inflammation existe déjà , qu'elle est dans sa *vigueur* ,
& qu'on doit plutôt en favoriser la résolution
pour éviter une suppuration imminente. Si , au
contraire , il n'y a qu'une simple commotion du
cerveau , on doit les employer d'autant plus
promptement , qu'elles produisent les meilleurs
effets , suivant les expériences de M. le premier
Chirurgien *Schmucker*. Pour augmenter le froid
de l'eau , on la mêle avec du *sel ammoniac* :

mais il faut que ce fel ne foit diffous qu'au moment où l'on doit l'employer ; parce que le froid
n'eft produit que pendant fa diffolution même ,
& qu'il ceffe après qu'elle eft faite. On fait mieux
par conféquent de faupoudrer le linge avec du
fel ammoniac , de l'appliquer ainfi fur la tête ,
& de l'arrofer enfuite avec de l'eau froide.

L'*opium* , qu'on confeille fouvent pour appai-
fer le vomiffement & les autres accidens nerveux , ne me paroît point convenir. Comme
dans cette maladie tout dépend de l'inflammation , la Médecine fymptomatique n'y trouve
aucune place. Il eft vrai qu'on le confeille auffi
dans la vue d'opérer en même temps la réfolu-
tion de l'inflammation : néanmoins je fuis d'avis
que l'*opium* ne peut être utile que dans les *inflammations fympathiques* , & dépendantes de
congeftions fpafmodiques : il convient rarement ,
ou plutôt il ne convient jamais dans un *phlegmon* , & conféquemment dans la maladie dont il
eft ici queftion. Il me paroît même contre-indi-
qué , par la raifon qu'il occafione des congeftions
à la tête , qu'on doit prévenir avec le plus de foin
poffible.

On fait donc bien de fe borner aux faignées ,
aux moyens rafraîchiffants , & d'entretenir en
même temps la liberté du ventre par des remedes légerement laxatifs. Il eft même à propos
d'employer le *camphre* , fi l'eftomac peut le
fupporter.

D'après l'opinion de plufieurs Chirurgiens , on
devroit auffi avoir recours à l'opération du *tré-*

pan : cependant les circonstances de la maladie
font telles, que cette opération n'est que rarement, ou n'est peut-être jamais utile, mais que
le plus souvent elle peut être nuisible.

Pendant le période de l'inflammation, cette
opération ne peut absolument être d'aucune uti-
lité : elle pourroit au contraire devenir extrêmement nuisible, en augmentant l'irritation.

Si la suppuration est sur le point de se faire,
où si elle est déjà faite, l'accès libre de l'air
extérieur pourroit la rendre plus maligne. Si le
pus est en petite quantité, il peut fort bien être
absorbé ; & même sans que son absorption soit
nuisible, puisqu'il est vraisemblablement très-
bénin, étant à l'abri de l'air extérieur.

Dans tous les cas, il est extrêmement douteux
que l'on puisse précisément rencontrer l'endroit
où l'épanchement du sang ou du pus a eu lieu.

Si la quantité de pus est considérable, & que
les méninges soient entamées en grande partie,
on ne conçoit pas comment on pourroit l'évacuer par l'ouverture qu'on pratique.

On ne voit pas non plus, comment l'opération
du trépan pourroit réparer une séparation quel-
conque de la *dure-mere*.

Ainsi, puisqu'il n'y a rien de si incertain que le
succès de cette opération, & qu'elle doit néces-
sairement augmenter la tendance à l'inflammation, & rendre moins bénigne la suppuration,
il vaut mieux manquer, en ne la faisant pas
dans le cas où elle pourroit réussir, que de la
tenter dans ceux où elle pourroit devenir si nuisible.

Mais s'il se présente des phénomenes qui annoncent une compression du cerveau plutôt qu'une inflammation , comme la *paralysie* , l'envie de dormir , la lésion des os près des sutures , où la méninge a le plus de vaisseaux , qui , par la séparation de cette membrane , doivent aisément fournir de fortes hémorrhagies , & former un épanchement considérable ; ou si par l'état de la *fissure* , & par la présence des convulsions , on a lieu de présumer quelque *esquille d'os* ; ou enfin , si l'on est fondé à croire que l'inflammation provient de l'épanchement d'une humeur corrompue & irritante ; dans tous ces cas , on doit sans contredit en venir à l'opération du *trépan* : mais aussi pour-lors la maladie est bien différente de celle dont je parle ici.

DES MALADIES DES YEUX.

Ophthalmie.

On appelle *Ophthalmie* l'inflammation des yeux ; & on en distingue les especes suivantes :

1°. *Taraxis* : on donne ce nom à une inflammation légere de la *conjonctive* , inflammation qui s'étend quelquefois jusques sur les *paupieres* , mais qui n'est point accompagnée de fievre ;

2°. *Chemosis* : c'est la même inflammation , mais portée à un tel degré , que souvent la *conjonctive* déborde & couvre toute la *cornée* ; elle est en même temps accompagnée d'une fievre violente ;

3°. *Phlegmon de l'œil* : on donne ce nom à l'inflammation des parties internes de l'œil ; on la reconnoît à la fievre violente qui l'accompagne, à une extrême fenfibilité de l'œil à l'impreffion de la lumiere, & à une douleur pulfative qu'on fent dans l'intérieur de l'œil ;

4°. *Exophthalmie* : c'eft une inflammation accompagnée d'une tumeur confidérable de l'œil, de forte que les paupieres ne peuvent point le couvrir ;

5°. *Blépharophthalmie* : c'eft une inflammation des paupieres ;

6°. *Orgeolet* : c'eft un *tubercule enflammé*, qui vient aux tarfes des paupieres.

Le *Chemofis* & le *Phlegmon* peuvent facilement entraîner la fuppuration de l'œil. Quand le pus fe ramaffe derriere la *cornée* ou entre les lames de cette tunique, on donne à cette affection le nom d'*Hypopyon* ; quand il y a un abfcès ordinaire dans la cornée, on l'appelle *Onyx* ; & fi cet abfcès fe change en ulcere, il prend le nom d'*Helcoma*. On appelle *Grélé* (*chalazion*), un tubercule des tarfes qui fe termine par induration.

Les caufes des inflammations des yeux, font :

1°. Des léfions externes ;

2°. La trop grande fatigue des yeux ;

3°. Des corps étrangers qui irritent d'une maniere phyfique ou méchanique, tels que des vapeurs âcres, la pouffiere, &c. ;

4°. Une diathefe inflammatoire ;

5°. Une faburre bilieufe des premieres voies ;

6°. Des vers dans les inteftins ;

7°. L'irritation occafionée par les dents, peut produire chez les enfans une inflammation des yeux ;

8°. Un virus rhumatifmal, fcrofuleux ou vérolique ; l'*orgeolet*, par exemple, eft un des fignes de l'acrimonie fcrofuleufe ;

9°. La métaftafe d'une matiere exanthématique, comme de la petite-vérole & de la rougeole ;

10°. Un relâchement des parties mêmes de l'œil, qui fouvent occafione une *ophthalmie* habituelle & coulante qu'on appelle auffi *lippitude* ou *chaffie* ;

11°. Il y a auffi des *ophthalmies périodiques* ; &

12°. Enfin, les *ophthalmies* peuvent être des *fymptômes* d'autres maladies des yeux.

On conduit le traitement interne d'après les indications. Dans le *Chemofis* & dans le *Phlegmon*, on doit s'empreffer d'employer les remedes convenables, fi l'on veut prévenir la fuppuration. L'application des véficatoires à la nuque, eft en général un remede dont on peut fe fervir le plus fouvent avec avantage, fur-tout lorfqu'on a foin de les entretenir affez long-temps par l'*emplâtre véficatoire perpétuel*. Dans les inflammations aiguës, & qui font accompagnées de fievre, il ne faut employer extérieurement, & fur l'œil même, que des fomentations émollientes, telles que la décoction de *mauve*. Si l'ophthalmie eft entretenue par des congeftions,

il

Il faut appliquer des fangfues à l'endroit le plus proche de l'œil. En cas de dentition chez les enfans, l'ufage interne & externe de l'*opium* calme fouvent l'inflammation. Si la caufe eft un virus vérolique, on peut fe fervir extérieurement d'une légere *diffolution mercurielle*. Les *laxatifs mercuriels* conviennent en général dans tous les virus. Dans une *Ophthalmie habituelle*, il faut employer l'eau froide, dans laquelle on peut diffoudre un peu de *vitriol blanc*. On peut même dans plufieurs inflammations des yeux y faire tomber par goutes le *vin émétique* affoibli, fur-tout lorfque l'ophthalmie eft chronique & entretenüe par un virus fcrofuleux. Voyez *Eau ophthalmique*.

Les enfans nouveau-nés font très-fouvent expofés à de fortes inflammations des yeux, qui fe terminent fort aifément par la fuppuration de l'œil, & qui exigent par conféquent le plus prompt ufage des *laxatifs mercuriels*, des *véficatoires*, & des *fomentations émollientes* (5).

––––––––––––––––––––

(5) Le traitement qui convient aux ophthalmies dépendantes de la cinquieme, fixieme, neuvieme, onzieme & douzieme caufe, confifte à purger les premieres voies en cas de faburre ; à donner des anthelminthiques dans une ophthalmie vermineufe. On remédie aux métaftafes, en tâchant de détruire la matiere tranfportée, ou de la rappeller à la peau : c'eft ainfi qu'on a guéri des ophthalmies occafionées par une métaftafe pforique, en inoculant la gale (Voyez *Mémoir. de Léipfick*, *vol.* 25. *p.* 69.) Les ophthalmies périodiques exigent un traitement antifébrile. V. l'exemple d'un *hypopyon* guéri par l'ufage du quinquina, dans *Janin*

Taies ou *Taches de la cornée.*

Une *Tache de la cornée*, quand elle est à demi transparente, s'appelle *Nephelium* ; si elle est parfaitement opaque, on lui donne le nom de *Leucoma* ou *Albugo* (*tache blanche*) ; & s'il n'y a que le bord extérieur qui soit obscurci, elle est connue sous le nom de *Gerontoxon*.

Ces taches sont les suites d'une inflammation, ou dépendent de la métastase de quelque virus.

On peut employer dans le dernier cas des *sétons* ; & dans l'un & dans l'autre, des topiques résolutifs, parmi lesquels le *sucre* & le *vin émétique* affoibli sont les plus convenables. Voyez *Eau ophthalmique résolutive*.

Quelquefois les simples émollients suffisent, comme, par exemple, l'*huile de noix*.

Lorsque les taches sont du côté interne de la cornée, elles exigent des secours chirurgicaux.

Pterygion.

Les mêmes causes peuvent encore occasioner l'expansion & la tuméfaction de la *caroncule lacrymale*, & un engorgement variqueux des vais-

---

(*Malad. des yeux*, p. 414.). Enfin les ophthalmies symptomatiques cédent au traitement qui convient aux maladies dont elles dépendent, &c.

seaux de la *conjonctive*. Cette affection s'appelle en général *Ptérygion* : mais on lui donne spécialement le nom d'*onglet* (*ungula*), lorsqu'elle présente la forme d'une membrane mince & transparente ; ou *drapeau* (*pannus*), lorsque l'expansion est ferme, épaisse & rouge.

Si les résolutifs & les escharotiques légers ne suffisent point, & que l'on craigne une dégénération carcinomateuse, il faut en venir à l'extirpation.

Staphylôme.

On donne ce nom à l'avancement contre-nature ou chûte de la cornée.

Cet accident est la suite d'un épaississement contre-nature, ou d'une blessure de la cornée, de maniere que l'*iris*, ou la *tunique de l'humeur aqueuse*, sont poussées dans l'ouverture, & il en résulte une tumeur.

Les causes sont, des lésions externes, des inflammations, l'irritation ou la métastase de quelque virus, & l'ulcération. Outre les secours chirurgicaux & les remedes internes appropriés, on peut en cas d'épaississement ou de coalition contre-nature, employer avec succès le *beurre d'antimoine* comme remede caustique.

Ophthalmoptosis.

On appelle *chûte de l'œil* (*Ophthalmoptosis*) la sortie du globe de l'œil hors de sa cavité, lorsque cette sortie est occasionée, non par la tumeur du globe même, mais par d'autres caufes.

Les caufes les plus ordinaires font, des léfions externes, ou des tumeurs qui ont leur fiege dans le fond de cette cavité.

Dans le premier cas, on doit faire rentrer l'œil dans fa cavité, & combattre les autres accidens.

Dans le dernier cas, il faut examiner la nature du virus qui occafione la chûte de l'œil. Souvent c'eft un *tophus vérolique* qui en eft la caufe : & alors il faut avoir recours à l'ufage interne de quelque mercuriel cauftique.

Hydrophthalmie.

L'*Hydropifie de l'œil* (*Hydrophthalmia*) a lieu lorfque les humeurs de cet organe fe ramaffent en trop grande quantité.

C'eft de quelque obftruction que cette maladie dépend communément.

On la traite par conféquent comme les autres hydropifies ; fi ce n'eft qu'on tâche en même temps de réfoudre les glandes obftruées, par des remedes externes ; & fi cela ne peut fe faire, il faut évacuer l'eau par une incifion.

On ne doit pas différer trop long-temps l'incifion ; autrement l'œil pourroit bien être détruit.

Trichiafis & Diftichiafis.

Lorfque les tarfes des paupieres font tournés trop en-dedans, de maniere que les cils touchent l'intérieur de l'œil & l'irritent, on appelle cette maladie *Trichiafis*.

Mais s'il y a effectivement deux rangs de cils, dont l'un foit tourné en-dehors, & l'autre en-dedans, on lui donne alors le nom de *Difti-chiafis*.

Cette derniere maladie eft extrêmement rare : & on ne peut la guérir qu'en arrachant les cils.

Le *Trichiafis* peut être l'effet non feulement des virus internes, mais encore du relâchement de la membrane extérieure des paupieres. Dans ce dernier cas on doit fortifier la paupiere, ou la racourcir en coupant une partie de la peau, & en procurant enfuite par la future, la réunion des levres de la plaie ; fi cela ne fuffit point, il faut arracher les cils.

Ectropion & Entropion.

On appelle *Eraillement des paupieres* (*Ectro-pion*), une affection de l'œil, dans laquelle la membrane interne des paupieres fe tourne en-dehors ; fi elle fe porte en-dedans, on lui donne le nom d'*Introverfion des tarfes* (Entropion).

La derniere de ces deux maladies eft la même que le *trichiafis*, quoiqu'elle puiffe exifter fans lui, par exemple, lorfque les cils font déjà arra-chés ou tombés par quelque accident. L'*Ectro-pion* a quelquefois lieu chez les enfans nouveau-nés, & fe guérit rarement par un autre moyen que par la fection d'une partie de la membrane renverfée.

Blépharoptosis.

On appelle *Blépharoptosis*, ou simplement *ptosis*, cette maladie de l'œil dans laquelle on ne peut relever la paupiere supérieure, ni par conséquent ouvrir l'œil à volonté.

Les causes sont :

1°. Une foiblesse générale.

2°. La paralysie des muscles de la partie affectée ;

3°. Le spasme du *muscle orbiculaire* ;

4°. Quelque tumeur qui rend la paupiere trop pesante pour la force du muscle ; la tuméfaction aqueuse des paupieres est ordinairement un symptôme de l'*hydrocéphale* ;

5°. Quelque tumeur inflammatoire.

En cas de foiblesse ou de paralysie, les *bains martiaux* & l'*électricité* peuvent être avantageux. Si la paupiere est tirée en bas par le spasme du muscle orbiculaire, on peut se servir de fomentations émollientes, telles que la *décoction de mauve*. Les tumeurs froides exigent communément des secours chirurgicaux.

Œil de lievre (Lagophthalmus).

C'est le nom d'une maladie dans laquelle on ne peut fermer entiérement les paupieres.

Les causes sont :

1°. Un spasme, dépendant soit de causes hystériques, ou de quelque acrimonie bilieuse dans les premieres voies ;

2°. La paralysie

3°. Le racourciſſement de la peau par quelque cicatrice.

Dans ce dernier cas , ſi les remedes émolliens ne produiſent aucun effet , on doit tâcher d'allonger la peau par une nouvelle ſéparation.

Epiphore & Lippitude.

On appelle *Epiphore* un larmoyement contrenature : l'humeur qui découle des yeux , après que ſa partie la plus ſubtile a été abſorbée , paroît dans un état puriforme ; & on lui donne alors le nom de *Chaſſie* ou de *Lippitude.*

La cauſe prochaine eſt une ſécrétion d'humeurs trop abondante , ou un obſtacle à l'abſorption des humeurs ordinaires. Dans le premier cas , c'eſt une cauſe irritante ; & le ſecond dépend d'une obſtruction : mais l'un & l'autre peuvent être de même nature ; c'eſt-à-dire , que la même cauſe qui irrite dans un temps les organes ſécrétoires , peut dans un autre obſtruer les vaiſſeaux abſorbants. Ces vaiſſeaux ſont ordinairement plus affectés dans l'*épiphore* que dans la *lippitude* ; & l'on doit par conſéquent faire plus attention aux obſtructions dans l'une que dans l'autre.

Les cauſes ſont :

1°. Les paſſions de l'ame. Elles irritent au point d'exciter le larmoyement : mais elles peuvent auſſi produire quelque vice dans les vaiſſeaux abſorbants ;

2°. Des virus scrofuleux, vérolique, rhumatismal, ou exanthématique ;

3°. Quelque relâchement des voies lacrymales ;

4°. L'engorgement ou l'oblitération du canal lacrymal & nasal.

En cas de virus, indépendamment du traitement interne approprié à la nature de chaque virus, on emploie encore les *cautères*, les *sétons*, & des remedes résolutifs & fortifiants appliqués extérieurement. Voyez *Eaux ophthalmiques*, *résolutive & fortifiante*.

Dans un relâchement, l'usage externe & soutenu de l'eau froide est très-avantageux.

L'engorgement ou l'oblitération des routes de la liqueur lacrymale, exige des secours chirurgicaux.

On agit de même, toutes les fois que les humeurs se ramassent dans l'intérieur de l'œil & dans le sac lacrymal, & qu'elles y forment une hydropisie locale, ou une fistule lacrymale apparente.

Cataracte.

La *Cataracte*, qu'on a aussi appellé *suffusion*, est un obscurcissement du crystallin, ou de sa capsule, ou de tous les deux ensemble.

On connoît le commencement de la maladie à l'affoiblissement de la vue, à une obscurité dans l'intérieur de l'œil, où cependant la prunelle conserve encore sa contractilité. Il y a des cas, à la vérité, où l'on n'observe pas non plus

cette

cette contractilité ; mais la maladie eft alors compliquée. Il eft d'ailleurs extrêmement rare qu'une cataracte fe forme tout de fuite : le plus fouvent elle s'établit infenfiblement & par degrés ; la partie perd de plus en plus fa tranfparence & devient enfin laiteufe.

Les caufes de la cataracte font :

1°. La métaftafe de quelque virus, fcrofuleux, rhumatifmal, vérolique, ou fcorbutique ;

2°. Les inflammations des yeux ;

3°. L'abus des boiffons fpiritueufes ;

4°. Des léfions externes, comme des coups, des brûlures, &c. ;

5°. Des vapeurs âcres.

Lorfque la maladie eft un peu avancée, il ne refte ordinairement que les fecours chirurgicaux à employer. Quand elle eft dans fon commencement, on peut au moins quelquefois en empêcher les progrès, par un traitement interne approprié aux caufes qui l'ont produite, par le moyen des *cauteres* & des *fétons*, & par l'ufage externe des *émollients*.

Glaucôme.

On appelle *Glaucôme* l'altération & l'opacité de l'humeur vitrée.

On diftingue cette maladie de la *cataracte*, en ce que l'opacité qu'on y obferve n'eft que derriere le cryftallin.

Elle dépend, au refte, des mêmes caufes ; mais elle eft prefque toujours incurable, par la raifon qu'elle n'admet aucune opération.

Mydriase.

On appelle *Mydriase* une dilatation contre-nature qu'éprouve la prunelle pour avoir perdu sa contractilité.

Elle survient quelquefois sans aucune cause manifeste, & sans qu'elle soit nuisible à la vue. Les spasmes hystériques, & l'irritation produite par la présence des vers dans les premieres voies, peuvent encore occasioner la *mydriase*. Dans tous ces cas elle n'est que passagere : mais souvent aussi elle peut arriver dans *l'hydrocéphale interne* & dans la *goute - séreine*, & en dépendre absolument comme symptôme.

Amaurôse.

On appelle *Amaurôse* ou *goute - séreine* la cécité qui dépend de quelque vice de la rétine & du nerf optique. La prunelle dans ce cas perd ordinairement sa contractilité, mais on n'y observe aucun obscurcissement de l'œil.

Les causes de cette maladie sont toutes celles qui occasionent les autres maladies nerveuses ; & on doit les considérer dans le traitement.

Indépendamment de ces causes, elle peut encore venir à la suite de quelque lésion externe, ou des commotions de la tête ; & dans ces cas, elle est le plus souvent incurable.

C'est à cette classe qu'appartiennent encore :

1°. L'*Amblyopie*, c'est-à-dire, l'affoiblisse-

ment de la vue, qui est ordinairement le commencement d'une *cataracte* ;

2°. L'*Héméralopie* & la *Nyctalopie* : dans la
premiere, les malades voient les objets pendant
le jour, & point du tout pendant la nuit; dans
la derniere, au contraire, ils voient mieux la
nuit que le jour ;

3°. La *Diplopie*, où l'on voit les objets
doubles.

DES MALADIES DES OREILLES.

Otalgie.

On appelle *Otalgie* ou *Otite*, l'inflammation
de l'oreille.

Ce sont les seules parties externes de l'oreille,
ou les parties internes qui sont enflammées. On
reconnoît l'inflammation interne, à une douleur
violente, cuisante & pulsative qu'on ressent dans
l'intérieur de l'oreille, à la fievre forte qui l'accompagne & qui entraîne facilement des convulsions & des délires, & souvent même la mort
dans l'espace de quelques jours.

La fievre est rarement pure inflammatoire. Il
y a pour l'ordinaire un engorgement catarrhal
& rhumatismal ; & la fievre est souvent de nature
bilieuse.

Dans l'inflammation interne de l'oreille, on
doit se presser d'employer les secours de l'Art :
autrement elle pourroit facilement se terminer
par une suppuration, qui non-seulement détrui-

roit le fens de l'ouïe, mais qui pourroit encore,
fi le pus s'épanchoit en-dedans, occafioner des
apoplexies, & autres maladies nerveufes.

Mais fi la fuppuration eft faite, on doit alors
non-feulement favorifer l'écoulement du pus, par
une pofition convenable du corps, & par des
injections émollientes chaudes : mais auffi continuer les moyens antiphlogiftiques, afin de prévenir de nouvelles inflammations.

Il arrive quelquefois, fur-tout chez les enfans,
un écoulement de matiere femblable au pus,
fans qu'il foit précédé d'aucune inflammation
manifefte, & que bien-loin d'arrêter, il faut
au contraire favorifer. On doit cependant faire
attention en même temps aux différens virus
qui auroient pu s'y tranfporter, & aux caufes
qui pourroient occafioner des congeftions, comme font les obftructions des glandes du bas-
ventre, les vers, &c.

Si, dans ces circonftances, on obferve quelque
orgafme des humeurs, on doit prefcrire l'*acide
vitriolique*, qui produit fouvent de très-bons
effets.

Tintement d'oreille.

Le *Tintement d'oreille* eft fouvent un fymptôme de fievre, & annonce, dans des circonftances favorables, l'hémorrhagie du nez ; ou il
précede le délire, toutes les fois qu'il y a d'autres accidens nerveux & graves, fans aucune
caufe fuffifante.

Il peut de plus dépendre d'une congeftion de

fang vers les parties supérieures, occasionée par la suppression de quelque hémorrhagie naturelle ou artificielle.

Souvent il est l'effet de quelque engorgement catarrhal.

Les spasmes hystériques occasionent également un tintement d'oreille.

Et enfin, cet accident vient souvent à la suite des grands affoiblissemens.

C'est d'après ces différentes indications qu'il faut aussi conduire le traitement, déjà exposé dans d'autres occasions.

Surdité.

Quelques Auteurs donnent à la *Surdité* le nom de *Cophôse*; mais ce mot n'est employé par d'autres que pour exprimer la *surdité* qui dépend de quelque vice des parties internes de l'oreille.

Les causes sont :

1°. La destruction des parties organiques, comme la *carie* ou l'*ankylôse* des osselets, ou la *paralysie* des nerfs ;

2°. Des dépôts formés par métastase dans les fievres ;

3°. Des engorgemens faits par quelque virus scrofuleux, vérolique ou rhumatismal ;

4°. Des commotions occasionées par de forts coups, & qui vraisemblablement produisent une espece de paralysie dans les nerfs acoustiques ;

5°. L'endurcissement du *cérumen*, & un engorgement des parties externes.

On tâche de reconnoître le premier cas par les causes qui l'ont précédé. On le connoît aussi bientôt par l'inefficacité des remedes qu'on emploie.

Les métastases fébriles sont rarement dangereuses. La surdité qui survient aux approches de la crise est souvent un bon signe, & ne dure pas long-temps.

En cas de virus particuliers, on emploie les remedes appropriés.

On tâche de nétoyer l'oreille de la cire & des mucosités endurcies, par des injections huileuses & émollientes; & si elles ne suffisent point, on emploie les injections résolutives, faites avec du *savon*, du *fiel de bœuf*, ou du *vin émétique*.

Dans les obstructions opiniâtres, l'*électricité* produit quelquefois d'excellents effets. J'ai guéri par ce moyen un malade qui étoit sourd d'une oreille depuis dix huit ans à l'occasion d'un coup de canon, & qui avoit l'autre très-dure depuis quelques années, vraisemblablement par quelque stase rhumatismale; en l'électrisant huit fois dans l'espace de douze jours, je lui ai presque entiérement rétabli le sens de l'ouïe.

DES MALADIES DES DENTS.

Dentition.

La dentition chez les enfans commence rarement avant le sixieme ou le neuvieme mois de leur âge.

L'éruption des premieres dents, qui font les
dents incifives du milieu, eſt rarement ſuivie
d'accidens ; tandis qu'au contraire celle des dents
canines & molaires, occaſione ſouvent des diarrhées, des fievres, des convulſions, la toux &
le râlement.

Une expectoration convenable & la liberté du
ventre, facilitent ordinairement la dentition.

Mais ſi la diarrhée eſt trop forte, on examine
s'il y a ſaburre ou des engorgemens pituiteux
dans les premieres voies, & l'on donne dans
ce cas la *teinture aqueuſe de rhubarbe* avec la
liqueur de terre foliée de tartre & un émétique,
ſelon l'exigence des cas. Quand les premieres
voies ſont nettes, on preſcrit l'uſage de l'*opium*.

En cas de toux & de râlement, on donne
d'abord un émétique, & enſuite on adminiſtre
également l'*opium*.

S'il y a des mouvemens fébriles, on a ſoin de
faire boire abondamment, & d'entretenir la
liberté du ventre.

Lorſqu'il y a des convulſions, on s'occupe
également de purger d'abord les premieres voies,
& l'on preſcrit enſuite des *bains tiedes*, le *muſc*
& l'*opium*.

Pendant l'éruption, il eſt bon de donner aux
enfans un morceau de cuir, pour les engager à
le porter ſouvent à la bouche. La ſection de la
gencive eſt rarement avantageuſe : mais ſi l'on eſt
obligé par l'inefficacité de tous les autres moyens
à la faire, il faut du moins avoir le ſoin de ne
pas la pratiquer trop tôt ; car ſi la plaie ſe fer-

moit & fe cicatrifoit avant que les dents perçaf-
fent, elle en rendroit l'éruption beaucoup plus
difficile.

Odontalgie.

On appelle en général *Odontalgie*, toute douleur de dents, foit qu'elle foit inflammatoire
ou non.

La caufe prochaine eft toujours une irritation
des nerfs qui fe répandent dans la dent même.

Les caufes éloignées font :

1°. Une diathefe phlogiftique. Il y a des cas
où la douleur dépend de pure inflammation, &
où l'on doit employer la méthode antiphlogiftique ;

2°. Mais la ftafe eft plus communément de
nature catarrhale ou rhumatifmale ; ce qui cependant ne varie point le traitement, puifqu'il
faut employer la même méthode dans toute fon
étendue ;

3°. Souvent la douleur eft occafionée par des
vers, ou par une faburre bilieufe dans les premieres voies, ce qu'il faut confidérer dans le
traitement ;

4°. Il arrive auffi fouvent que des congeftions
de fang, occafionées par la fuppreffion des hémorrhagies habituelles, caufent des douleurs de
dents ;

5°. Les virus fcrofuleux, fcorbutique ou vérolique font également des caufes fréquentes de
ces douleurs ;

6°.

6°. La matiere arthritique se jette quelquefois sur les dents, & y occasione des douleurs ;

7°. Les spasmes hystériques peuvent encore occasioner des douleurs de dents, qu'on calme alors au moyen de l'*opium* ;

8°. Les douleurs de dents sont quelquefois périodiques, & doivent être traitées comme des *fievres intermittentes* ;

9°. Quand enfin la douleur ne dépend que de carie, il ne reste d'autre moyen de guérison, que celui d'arracher la dent cariée.

DES MALADIES DU COU.

Bronchocele.

Le *Goître* est une maladie endémique dans quelques Pays, & particuliérement dans les endroits montagneux, comme dans le *Tyrol*, en *Suisse*, & dans les Provinces du *Dauphiné* & du *Gévaudan* en *France*.

La maladie consiste dans la tuméfaction de la glande thyroïde.

Cette tuméfaction peut aussi dépendre d'un virus scrofuleux : mais alors ce n'est plus la maladie endémique dont nous venons de parler ; puisqu'on observe cette derniere dans des Pays, & chez des personnes où il n'y a aucun soupçon de virus scrofuleux, & où on doit plutôt la regarder comme une affection purement locale.

Elle ne doit pas non plus être confondue avec cette tuméfaction du gosier, qui dépend de la

relaxation de la tunique interne de la trachée ;
& qui eſt preſque toujours incurable.

Il arrive quelquefois que dans les accouchemens. ou d'autres efforts violents , les humeurs
s'épanchent dans le tiſſu cellulaire des parties qui
environnent la partie ſupérieure de la trachée.

La cauſe du goître endémique eſt inconnue.

Si l'engorgement de la glande eſt fort conſi-
dérable , & que les parties ſoient très-adhéren-
tes entre elles , la maladie eſt preſque incurable.

L'opération eſt extrêmement dangereuſe , à
cauſe des vaiſſeaux ſanguins très - conſidérables
qui vont à cette glande.

Quelquefois la tumeur ſe fond par la ſuppu-
ration , qu'on doit alors favoriſer par des cauteres ; mais ce moyen n'eſt pas moins hazardeux.

La réſolution eſt très-difficile : cependant on
a toujours beaucoup vanté l'*éponge calcinée*.

Enrouement.

L'*Enrouement* eſt preſque toujours un ſymp-
tôme d'autres maladies, comme du *rhume*, de
la *phthiſie*, des *fievres aiguës*, & des *ſpaſmes
hyſtériques*.

Il eſt de plus l'effet d'une longue fatigue de
l'organe de la voix , ou d'un engorgement des
glandes de la trachée , laquelle perdant alors ſon
élaſticité convenable , ne peut exécuter les mouvemens oſcillatoires , néceſſaires à la formation
de la voix.

Dans la phthiſie , & dans les fievres aiguës,

l'enrouement, à moins qu'il ne dépende de refroidissement, ou de quelque stase catarrhale, est toujours un symptôme plus dangereux, & qui annonce la mort.

Dans un enrouement chronique, dépendant du simple engorgement des glandes de la trachée, on doit également se presser d'employer les secours nécessaires, à cause de la *phthisie trachéale* qu'il peut facilement entraîner. On conduit le traitement selon la nature de l'acrimonie ; on pratique des ulceres artificiels, & l'on tâche en même temps de favoriser la résolution des stases, par des remedes antispasmodiques.

DES MALADIES DE LA POITRINE.

Toux.

La cause de la *Toux* a son siege dans la poitrine même, ou dans quelque autre partie, d'où elle agit par sympathie.

La toux est aussi souvent un symptôme d'autres maladies, comme de la *phthisie pulmonaire*.

On la divise en *toux seche* & en *toux humide*. A la premiere espece appartiennent le plus souvent toutes les toux qui sont excitées par quelque irritation sympathique, quoiqu'elles puissent aussi dépendre de *vomiques fermées*, ou de *tubercules cruds*. La toux humide peut bien être également l'effet d'une sympathie ; mais alors elle n'est guere soulagée par l'expectoration. A proprement parler, on ne devroit appeller toux humide, que celle qui dépend d'une humeur âcre, contenue dans les poumons, & qui peut cesser par l'évacuation de cette même humeur.

Les caufes font :

1°. Les congeftions de fang dans les poumons ;

2°. Les vers ou la faburre dans les premieres voies ;

3°. L'obftruction des vifceres abdominaux ;

4°. Une acrimonie qui obftrue les glandes de la trachée ;

5°. Une foibleffe hyftérique ;

6°. Un amas d'humeurs âcres dans les poumons ;

7°. Des indurations dans les poumons ;

8°. Et enfin, il y a une *toux convulfive*, qui dépend d'une caufe toute particuliere.

On ne doit point appeller toux convulfives, toutes les toux violentes : ce nom, à proprement parler, ne convient qu'à la toux, qui dans certains temps regne épidémiquement, qui attaque les enfans plutôt que les adultes, & qui ne fe communique qu'à ceux qui ne l'ont pas encore eue.

Cette maladie eft d'ailleurs nouvelle, & n'étoit point connue avant le quinzieme fiecle. On l'obferva pour la premiere fois en France en 1414, & on lui a donné le nom de *coqueluche*.

On eft autorifé par ces confidérations à foupçonner un miafme particulier, qui ne paroît cependant agir que fur des fujets qu'il n'a pas encore affectés, & qui y ont une difpofition particuliere.

Cette difposition a prefque toujours fon fiege dans les premieres voies. Au moins ce font les enfans, trop ou mal nouris, qui en font le plus facilement attaqués : quoique le refroidiffement puiffe auffi produire cette toux chez ceux qui ont déjà quelque acrimonie ; & c'eft par-là même qu'il n'eft pas encore décidé fi elle dépend effectivement d'un miafme particulier, ou non.

Les accès de cette toux font courts. On fent d'abord une efpece de titillation dans la trachée, qui augmente fucceffivement & occafione la toux. Celle-ci commence par une profonde infpiration, qui eft fuivie de cinq ou fix expirations courtes, & qui fe fuccédent rapidement : le vifage devient rouge, fe tuméfie ; & le malade paroît être en danger de fuffoquer, ce qui cependant n'arrive point.

Les accès obfervent quelquefois un type.

Hors de ces accès, la refpiration eft libre ; & il n'y a aucune apparence de maladie. La toux dans le commencement n'eft point fuivie d'expectoration ; enfuite il furvient peu-à-peu des crachats pituiteux de mauvaife couleur, mais qui ne font pas pourtant du pus.

La maladie peut durer quelques mois, & occafione quelquefois des convulfions, des inflammations des poumons, & la confomption.

Dans le traitement, il faut d'abord fonger à purger les premieres voies ; ce qu'on doit cependant faire par les émétiques & non point par les purgatifs. Les émétiques conviennent dans les cas même où les matieres rejetées ne paroiffent

point dépravées. On donne ensuite les antispasmodiques, & principalement l'*opium*, auquel
on doit joindre le *quinquina*, sur-tout lorsque la
maladie observe un type. Les véficatoires appliqués sur l'estomac, sont aussi souvent très-efficaces : mais ce qui contribue le plus à la guérison, c'est souvent un régime convenable, de se
tenir chaudement, & d'entretenir une douce
transpiration.

Les autres especes de toux doivent être traitées selon leurs causes respectives. Les remedes
expectorants ordinaires ne sont que des pallia-
tifs ; & ne servent souvent qu'à rendre la toux
plus rebelle, si l'on néglige sur-tout de combattre les véritables causes. Lorsqu'il y a cependant une congestion de pituite qui embarrasse la
respiration par son séjour dans les poumons, il
faut de toute nécessité favoriser l'expectoration.
Voyez *Especes pectorales* & *Syrop pectoral.*

Asthme.

On donne le nom d'*Asthme* à une difficulté
de respirer chronique. Dans les fievres ce symptôme s'appelle *dyspnée*. S'il est accompagné de
sifflement, il porte le nom d'*asthma fibilans* ;
si le malade ne peut respirer que sur son séant,
on l'appelle *orthopnée* ; & s'il court risque de
suffoquer, on le nomme *catarrhe suffocant.*

L'asthme continue sans interruption, ou il
ne revient que par accès.

La cause a son siege dans les poumons mêmes, ou elle agit par sympathie.

Dans le premier cas, si c'est une congestion d'humeurs qui affecte les poumons, on l'appelle *asthme humide*.

Mais si l'on n'observe point de toux, ou du moins point d'expectoration, on lui donne le nom d'*asthme sec*.

L'asthme sec peut dépendre de quelque vice des poumons, aussi-bien qu'il peut être sympathique.

Si la cause de l'asthme est un spasme, si la poitrine s'agite d'une maniere contre-nature, s'il n'y a point de rålement, & qu'il ait précédé d'autres symptômes spasmodiques, on l'appelle *asthme spasmodique* ou *convulsif*. Et si cette espece d'asthme ne vient que par accès, elle s'appelle, suivant *VAN-HELMONT*, *mal caduc* ou *épilepsie des poumons*.

Les causes sont :

1°. La congestion du sang dans les poumons, laquelle peut occasioner non-seulement un *asthme sec*, mais encore un *catarrhe suffocant*, lorsque le sang s'épanche dans le tissu cellulaire des poumons. Cet asthme doit être regardé comme plus qu'une maladie aiguë.

2°. La congestion d'humeurs séreuses & pituiteuses. Si ces humeurs se ramassent lentement, elles produisent le plus souvent un *asthme humide* : mais si elles s'établissent d'une maniere prompte comme dans la *péripneumonie fausse*, elles occasionent communément un *catarrhe suffocant*.

3°. Les spasmes hystériques & hypochondriaques , lesquels peuvent souvent occasioner un *asthme sec convulsif.*

4°. Des vers dans les premieres voies. Comme dans ce cas il y a communément une surabondance de pituite , *l'asthme*, quoique dépendant en partie d'une irritation sympathique , peut être accompagné d'une expectoration qui soulage.

5°. Les calculs de la vésicule du fiel , les anevrysmes , ou les polypes dans les gros vaisseaux.

6°. L'asthme peut-être un symptôme de l'*hydropisie de poitrine.*

7°. Les virus scrofuleux , rhumatismal , arthritique , psorique ou scorbutique , peuvent encore occasioner un asthme , soit idiopathique , soit sympathique.

8°. Le *mal caduc des poumons* proprement dit , qui vient par accès , & où l'on a la respiration absolument libre hors de ces accès , dépend pour l'ordinaire de causes tout-à-fait occultes.

9°. Les vapeurs de *plomb* & *d'arsénic* produisent un *asthme de nature convulsive* , appellé par ceux qui travaillent aux mines , *asthme* ou *phthisie de montagne* (*huettenkatze*) (6).

_____

(6) Cette maladie particuliere à ceux qui travaillent aux mines , se divise en deux especes ; savoir , en *asthme* & en *phthisie pulmonaire de montagne* , dont chacune fait une maladie à part ; en sorte cependant que la *phthisie* succede souvent à l'*asthme*. Voyez la Traduction Allemande de l'Ouvrage de *Ramazzini* sur les maladies des *Artisans* , traduction supérieure à l'original même , par les additions & les corrections intéressantes que le Traducteur Monsieur Ackermann y a ajoutées.

10°.

10°. Un amas de pouffiere dans les poumons occafione également un afthme, comme cela arrive aux Meûniers, aux Maçons, & à ceux qui exercent des profeffions analogues.

11°. Les tubercules des poumons caufent un *afthme fec*.

12°. L'abus des boiffons fpiritueufes produit communément un *afthme*, le plus fouvent *fec*, mais dans lequel cependant il peut y avoir une congeftion pituiteufe dans les poumons.

13°. De mauvaifes digeftions & des flatuofités peuvent fouvent occafioner une très-grande diffi-culté de refpirer.

14°. Tout ce qui comprime les vaiffeaux, comme l'expanfion de la matrice, la furabon-dance de la graiffe, la dilatation des vifceres abdominaux, font également des caufes de l'afthme.

Si l'afthme dépend d'une congeftion fanguine, on conduit le traitement de la maniere que nous avons indiquée dans l'article de l'*hémoptyfie*.

En cas de congeftion d'humeurs féreufes, on traite la maladie comme une *péripneumonie fauffe*. Quand le malade court rifque de fuffo-quer, on peut lui donner l'émétique, fous les conditions fuivantes : 1°. S'il n'y a abfolument aucun figne d'inflammation ; 2°. Si la matiere eft détachée dans la poitrine, & qu'on entende un râlement libre : 3°. Si la refpiration n'eft point trop gênée ; & 4°. Si les forces du malade font encore en bon état.

L'émétique donné avec ces précautions, peut

TOME II.   N

souvent sauver la vie du malade : mais il peut aussi précipiter sa mort, si la matiere est fortement adhérente, & que le malade n'ait ni assez de force, ni assez de respiration pour vomir. Il faut donc dans de pareils cas, où l'on doit d'ailleurs agir avec la plus grande circonspection, donner l'émétique à une dose assez forte, pour que le malade ne s'épuise pas par des efforts inutiles.

On traite les autres especes d'asthme, comme des maladies nerveuses. Lorsqu'il y a matiere, on lui oppose les remedes convenables : mais s'il n'y a que de simples spasmes, on peut, outre les *cauteres* & les *sétons*, employer l'*opium* & les vapeurs émollientes. En cas de constipation, très-opiniâtre pour l'ordinaire dans l'asthme, qui dépend de vapeurs métalliques, on donne l'*huile de Ricin*. Dans tout asthme en général, on doit faire attention à l'état du bas-ventre, & tâcher d'en dissiper les tensions & les spasmes.

Eternuement.

L'*Eternuement* est une violente & subite expiration.

Il est pour l'ordinaire un symptôme du catarrhe, & souvent c'est un bon signe dans les fievres aiguës. Il peut aussi être occasioné par des substances âcres introduites dans le nez. S'il est trop violent & trop fréquent, il peut sans contredit devenir nuisible ; & c'est dans ce cas qu'on tâche de calmer l'irritation de la membrane pitui-

taire par des vapeurs & des injections émollientes.

Hoquet.

Le *Hoquet* est une inspiration courte, sonore
& convulsive, excitée par le spasme du diaphragme & de l'œsophage. Il est occasioné :

1°. Quelquefois par le refroidissement, par
une déglutition précipitée des alimens & de la
boisson, ou par une surcharge de l'estomac ;

2°. Par les flatuosités & les spasmes des intestins ; c'est ainsi qu'il a souvent lieu dans les
hernies étranglées ;

3°. Par des alimens ou des remedes âcres contenus dans l'estomac ;

4°. Par les blessures & les excoriations de
l'œsophage, de l'estomac, ou du diaphragme ;
c'est par-là que le hoquet est un symptôme des
aphthes ;

5°. Par certaines acrimonies & par les vers,
qui agissent par sympathie ;

6°. Par une certaine sensibilité des nerfs, excitée par les moindres causes ;

7°. Par l'inflammation & la gangrene de l'estomac, du diaphragme, & des autres visceres
du bas-ventre ;

8°. Par l'épuisement des forces.

On conduit le traitement d'après ces causes.
Quand même il n'y auroit aucune cause irritante
manifeste, les *vésicatoires* & les *linimens aromatiques*, appliqués sur l'estomac, le *musc* &
l'*opium* sont cependant avantageux. En cas d'in-

flammation, de gangrene, ou d'épuifement de forces, le hoquet eft communément l'avant-coureur d'une mort prochaine.

Incube.

L'*Incube* ou l'*éphialte*, que les François appellent *cochemar*, n'arrive que pendant le fommeil. Le malade refpire difficilement, & s'imagine fentir quelque chofe qui monte fur lui & qui lui comprime la poitrine. Les perfonnes qui ont l'habitude de fe coucher fur le dos, qui font en même temps pléthoriques, ou qui digérent mal, font fujetes à cette maladie.

Ceux qui s'y fentent difpofés, doivent par conféquent fe coucher fur le côté, diminuer la pléthore, obferver un régime convenable, & ne fe coucher que lorfque la digeftion eft faire, ou que du moins les alimens ne font plus dans l'eftomac.

Palpitation.

On appelle *Palpitation* un mouvement convulfif & contre-nature du cœur. Ce vifcere a bien auffi un mouvement convulfif, toutes les fois que la circulation eft augmentée contre-nature : mais on ne donne à ce mouvement le nom de *palpitation*, que lorfqu'il n'eft point continuel, c'eft-à-dire, lorfqu'il ne vient que par intervalles.

Les accès varient beaucoup, foit dans leur intenfité, foit dans leur durée. Quelquefois le pouls eft grand & dur : d'autres fois il eft petit & foible :

dans ce dernier cas , la palpitation eft communément accompagnée de beaucoup d'anxiétés.
On obferve quelquefois dans les défaillances une
efpece de tremblement du cœur : mais le plus
fouvent un tel mouvement eft l'avant-coureur de
la mort.

Les caufes de la palpitation agiffent ou en
empêchant la circulation , de maniere que le
fang s'amaffe dans le cœur , ou en irritant ce
vifcere , & en y produifant un fpafme. Il femble
cependant que dans toute palpitation il y a fpafme :
puifque lors même que les caufes du dérange-
ment de la circulation agiffent fans interruption ,
la palpitation n'eft point continuelle.

Les caufes , qui empêchent la circulation , font
les polypes & les anevryfmes du cœur & des
gros vaiffeaux , les fquirrhes & les vomiques des
poumons , l'empyême & l'hydropifie de poitrine.

Les caufes qui agiffent plutôt par fpafme , font
les congeftions de fang , les vers , la faburre des
premieres voies , les calculs des reins , ou de la
véficule du fiel , les paffions de l'ame , une difpofition hyftérique , & l'affoibliffement. La palpitation eft auffi quelquefois *périodique* , & appartient pour lors aux *fievres intermittentes*.

La palpitation qui dépend des caufes de la
premiere efpece , fe guérit difficilement. On peut
fouvent en mitiger l'accès , en mettant le malade
dans une fituation horizontale.

Quant aux autres caufes , on tâche d'abord de
les enlever , ou d'empêcher l'irritation qu'elles
produifent : dans les calculs , par exemple , on

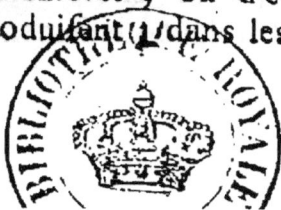

emploie les émollients & les adouciffants; & en cas de befoin, *l'opium*. L'ufage de ce dernier remede eft plus fûr, lorfqu'il ne paroît y avoir qu'une exceffive fenfibilité dés nerfs.

Si la maladie eft *périodique*, & que les urines préfentent en même temps un fédiment briqueté, on emploie avec fuccès le *foufre doré d'antimoine* & le *quinquina*.

DES MALADIES DES PREMIERES VOIES.

Difficulté d'avaler.

Les caufes de la *difficulté d'avaler* font :

1°. Quelque tumeur dans le pharynx ;

2°. Le fpafme du pharynx ;

3°. Une dilatation contre-nature de quelque partie de l'œfophage. Un *noyau de cérife*, par exemple, peut caufer une pareille dilatation ;

4°. L'obftruction des glandes de l'œfophage. On peut foupçonner cette caufe, toutes les fois que le mal s'eft formé peu-à-peu fans aucune caufe manifefte, qu'il réfifte abfolument aux rémedes ordinaires, & qu'il y a en même temps d'autres glandes du corps tuméfiées.

Quand il y a tumeur, on doit chercher à la réfoudre, ou à la faire abfcéder.

On traite le fpafme, comme les autres maladies nerveufes, d'après fes caufes.

Rarement on peut opérer quelque chofe dans la dilatation de l'œfophage : il faut feulement ne manger que peu à la fois ; & le mal se guérit quelquefois avec le temps.

On conduit le traitement de l'obstruction des glandes tuméfiées, d'après la nature du virus qui les engorge. Les remedes les plus efficaces sont le plus souvent les *mercuriels*. Le *camphre* a aussi produit dans un pareil cas de bons effets.

Anorexie.

On appelle *Anorexie* le défaut d'appétit. Elle dépend des causes suivantes :

1°. D'une saburre dans les premieres voies ;

2°. Des obstructions des visceres abdominaux, par lesquelles la bile & le suc gastrique perdent leur qualité convenable ;

3°. De l'abus des liqueurs fermentées ;

4°. Où de celui des boissons chaudes & relâchantes ;

5°. D'une foiblesse générale ;

6°. On perd encore facilement l'appétit, quand on prend les alimens avec dégoût & aversion.

Dans les obstructions des visceres abdominaux, on donne le *soufre doré d'antimoine* avec la *rhubarbe* & le *quassia*.

On doit remplacer les boissons chaudes ou fermentées, par l'eau froide, qui souvent suffit seule pour rétablir l'appétit.

Il faut procurer aussitôt l'évacuation des alimens pris avec dégoût ; parce qu'ils peuvent séjourner des semaines entieres dans l'estomac & le gâter.

Il est rare que l'*Anorexie* dépende de la f
foiblesse de l'estomac ; ou si cela est, on n'a
soin que d'un régime convenable pour le rétal
L'exercice & la transpiration maintiennent co
munément l'appétit, à moins que son déran
ment ne dépende d'obstructions opiniâtres. S
vent une irritation hystérique dérange l'appé
qu'on peut alors rétablir par l'usage du *vin*
de l'*opium*.

Appétit dépravé.

Un appétit qui fait désirer & manger des cho
absurdes, s'appelle *Pica*. Une faim extraor
naire, dans laquelle, quoiqu'on digere, on n
point nouri en raison des alimens qu'on pren
porte le nom de *Boulimie* (*fames bovina*) :
si l'on vomit les alimens à mesure qu'on les pren
on lui donne le nom de *faim canine*.

L'appétit dépravé dépend presque toujours
vices dans les visceres abdominaux, qui fo
que la bile & le suc gastrique acquierent une ac
monie particuliere. Il n'y a que le *Pica* qui d
pend quelquefois d'une disposition particuliere
inexplicable des nerfs, mais qui est pour l'ord
naire passager, & qu'on ne trouve communé
ment que dans les fievres & dans la grossesse.

Dans le *Pica* on fait bien d'accorder au ma
lade les choses qu'il désire, pourvu qu'elles n
soient pas manifestement nuisibles.

Dans la *faim canine* l'estomac est ordinaire
ment affecté d'aigreurs. Les remedes résolutif
qu'on donne, doivent par conséquent être mêlé

avec

avec les abforbants. On tâche de plus de favorifer la tranfpiration par des boiffons délayantes,
& par l'exercice, au moyen defquels on emporte
en partie l'acrimonie.

Ardeur d'eftomac.

L'*Ardeur d'eftomac*, ou le *Soda* dépend prefque toujours de l'ufage des alimens gras dans un
eftomac foible. Le meilleur moyen pour affoiblir
l'action de cette acrimonie rance, c'eft de donner
un mêlange de *crême de tartre* & de quelque
abforbant : parce que l'*air fixe* qui fe dégage de ce
mêlange dans l'eftomac, adoucit l'acrimonie ; &
e *fel neutre* qui en réfulte, l'évacue. On tâche
infuite de fortifier l'eftomac felon l'exigence
les cas.

Cardialgie.

On appelle *Cardialgie* une douleur violente
qu'on reffent au creux de l'eftomac , accompa-
née d'anxietés & de difficulté de refpirer.

Ce mal a des paroxyfmes qui durent rarement
lus d'une heure. Lorfqu'il eft très-violent , les
ouleurs, les convulfions & les défaillances fe
uccédent tour-à-tour.

La caufe prochaine eft un fpafme de l'ori-
ce gauche de l'eftomac , & du diaphragme.
quelquefois auffi les mufcles du bas - ventre
ntrent dans une contraction fpafmodique.
n'eft pas rare non plus de fentir la dou-

TOME II.   O

leur au dos, à l'endroit où s'attache le pet
mufcle du diaphragme.

La cardialgie fe termine quelquefois par l
vomiffement ou par la diarrhée, & fouvent fan
aucune évacuation fenfible.

Les caufes font :

1°. Une difpofition hyftérique, qui fait qu
de petites caufes, produifent des fpafmes, confi
dérables ;

2°. L'irritation & le refroidiffement de l'ef
tomac, occafionés par l'ufage des boiffons froi
des lorfque le corps eft échauffé, par l'air exté
rieur, par l'ufage du pain chaud, ou par de tro
fortes dofes de *nitre*, qu'on n'a pas pris la pré
caution de diffoudre auparavant ;

3°. Des alimens ou des remedes âcres ;

4°. Des vers, ou une faburre bilieufe dans le
premieres voies ;

5°. Des congeftions de fang dans les vaiffeau
de l'eftomac, occafionées par la fuppreffion d
quelque hémorrhagie habituelle ;

6°. La fuppreffion d'autres évacuations, aux
quelles la Nature s'étoit habituée, comme, pa
exemple, de la fueur des extrémités ;

7°. Des dépôts formés par métaftafe de cer
tains virus, tels que le virus arthritique & rhu
matifmal ;

8°. Des vices confidérables du foie & de l'ef
tomac, tels que les indurations ou les ulceres.

Pendant les paroxyfmes, on fe contente de
calmer le fpafme par des remedes réchauffants
& émollients. Un *onguent* émollient mêlé avec

le *laudanum*, dont on frote le creux de l'estomac, produit d'excellents effets. Si cela ne réussit
point, on applique un *véficatoire camphré* sur
l'estomac. On tâche de plus de rechauffer les extrémités au moyen des frictions, & de favoriser
en général la transpiration. Après avoir calmé le
spasme, on cherche à combattre les causes par
les remedes convenables que nous avons souvent
rapportés.

Colique.

On appelle *Colique* la douleur des intestins.
On ne donnoit autrefois ce nom qu'aux douleurs
des gros intestins, & on appelloit celles des
intestins grêles, *douleurs iliaques* : mais à présent on entend par *passion iliaque*, une colique
accompagnée de constipation opiniâtre, & d'un
vomissement continuel. On a observé dans le
Poitou une violente colique, occasionée par
l'abus des vins aigres, à laquelle on a donné le
nom de *colique de Poitou* : aujourd'hui on appelle *colique de Poitou*, toute colique violente
& opiniâtre, qui se termine facilement par la
paralysie des membres.

Si la douleur dépend d'une inflammation des
intestins, ce n'est pas, à proprement parler,
une *colique*.

Il s'agit dans toute colique de prévenir l'inflammation : ce qu'on opere en général par
l'application externe des remedes émollients ; par
la saignée, s'il y a pléthore ; par des lavemens
émollients, s'il y a constipation ; & par l'appli-

cation d'un véficatoire camphré fur le bas-ventre, en cas de fpafme obftiné. Dans une conftipation opiniâtre, fi l'inflammation eft déjà formée, on doit être circonfpect dans l'ufage des lavemens irritants. La *fumée de tabac* peut favorifer & augmenter l'inflammation. Dans des cas douteux on peut employer, du moins avec plus de fûreté, le *tartre émétique*, qui agit en même temps comme réfolutif.

D'après les différentes caufes, on diftingue les efpeces fuivantes de colique :

1°. *Colique venteufe* : les perfonnes qui ont les inteftins très-foibles, mais irritables, font fouvent fujetes à des coliques, qui peuvent quelquefois devenir dangereufes à caufe de la conftipation opiniâtre. Quand on fait qu'il ne peut pas y avoir de caufes confidérables, quand d'ailleurs le malade eft fort tourmenté de vents, & que fon ventre eft météorifé, fans qu'il devienne cependant douloureux par la preffion, on peut préfumer que le mal dépend d'un amas de vents renfermés dans les inteftins.

On frote à différentes reprifes, le bas-ventre avec quelque onguent émollient. On tâche auffi de lâcher le ventre par des lavemens fimplement émolliens, ou qui du moins ne foient pas fort irritants. Si cela ne fuffit point, on emploie les fomentations & les lavemens d'eau froide, qui fouvent produifent de bons effets, en donnant aux inteftins affez de contractilité pour fe débarraffer des vents. On cherche enfuite à prévenir la reproduction & la collection de ces mê-

mes vents, au moyen d'un régime convenable,
& des remedes fortifiants.

2°. *Colique pituiteuse.* On observe des coliques accompagnées souvent d'évacuations d'une
mucosité visqueuse & luisante, appellée *pituite
vitrée*, qui tantôt procurent du soulagement au
malade, tantôt ne lui en procurent aucun.

Quand on a calmé la violence des spasmes,
& que l'évacuation de la pituite soulage le malade, on donne la *rhubarbe* pendant quelque
temps : mais si l'évacuation ne soulage plus, il
faut employer les fortifiants décidés & les astringents. L'*alun* & le *cachou* produisent dans ce
cas d'excellents effets.

3°. *Colique vermineuse.* Les enfants & les
jeunes-gens sont souvent tourmentés d'une colique qui dépend de vers, & qui se dissipe par
leur expulsion. On a aussi observé souvent en
Lapponie, une colique qu'on attribue à une espece de vers (*Gordius*) qu'on trouve dans les
eaux.

4°. *Colique bilieuse.* Il arrive souvent des coliques qui dépendent d'une saburre bilieuse ; il y
a même des *coliques bilieuses* épidémiques.

On conduit le traitement de cette colique,
comme celui d'une *fievre bilieuse* : si ce n'est
qu'on tâche également de prévenir l'inflammation. Ainsi, s'il y a pléthore, on saigne ; & dès
que le spasme est un peu calmé, on évacue la
saburre par la voie que la Nature paroît affecter.
Si la saburre n'est pas encore mobile, on la
porte souvent à cet état de turgescence par la

faignée & par l'application d'un véficatoire fur le bas-ventre. La *rhubarbe* eft rarement utile dans cette colique ; la *créme de tartre* & la *pulpe des tamarins* adoucie par la *manne* y conviennent mieux. Si cependant l'effet de ces remedes eft trop lent, on emploie de préférence le *fel de Glauber*. Dès que la *faburre* eft un peu mobile, on tâche de l'évacuer par un émétique.

5°. *Colique hémorrhoïdale.* Les engorgemens & les congeftions du fyftême de la veine-porte, occafionent fouvent de violentes coliques, dans lefquelles il faut d'abord fonger à rétablir le *flux hémorrhoïdal*. Lorfqu'il y a du danger, on faigne auffitôt du pied : mais s'il n'y a rien qui preffe, on emploie des topiques émollients & antifpaf-modiques ; on donne intérieurement des fels réfolutifs ; & l'on applique des fangfues à l'anus. On doit de plus rechercher s'il n'y a point de caufes qui, par leur irritation, occafionent des congeftions de fang dans les vaiffeaux des inteftins.

A cette efpece appartient encore la *colique* qu'on obferve chez les femmes, & qui dépend de la *fuppreffion des regles.*

6°. *Colique hyftérique.* Indépendamment des émollients & de l'*opium*, qu'on emploie dans l'accès même de cette colique, on tâche enfuite de détruire les caufes irritantes manifeftes, par les remedes antihyftériques. Si, par exemple, la colique étoit précédée de paffions de l'ame, & qu'on eût lieu de préfumer quelque congeftion

bilieufe , on pourroit fe fervir de l'*affa-fétida*
mêlé avec quelque laxatif.

7°. *Colique par des fubftances âcres avalées.*
Si ce font des alimens qui l'ont produite , on
tâche de les évacuer ; & fi ce font des remedes
âcres , on donne des adouciffants & des huileux.
Si l'on a avalé de l'*arfénic* ou du *fublimé* , outre
une boiffon abondante de *lait* , on fe fert avec
avantage du *foie de foufre falin* , qui en partie
décompofe , & en partie émouffe ces poifons.

8°. *Colique des Peintres ou des Plombiers*
(*Colica Saturnina*). Les vapeurs de *plomb* qu'on
refpire , ou les préparations de ce métal prifes
intérieurement , de gré , ou par ignorance , occafionent des coliques , qui, par leur violence , reffemblent à la *colique de Poitou* , & qui entraînent facilement la paralyfie des membres , fpécialement celle des extrémités fupérieures , des
convulfions , & d'autres affections nerveufes.

On a trouvé que les *huileux* étoient éminemment efficaces dans cette maladie. D'autres ont
confeillé l'ufage abondant du *vinaigre* , afin de
diffoudre par fon moyen les parties faturnines ,
& les rendre propres à être évacuées : ce qui
cependant n'eft pas encore fuffifamment confirmé
par l'expérience. Si la conftipation eft opiniâtre ,
on peut fe fervir avec avantage de *l'huile de*
Ricin. Rarement on opere une guérifon complette de cette maladie.

9°. *Colique rhumatifmale.* J'appelle ainfi une
efpece de *colique de Poitou* , accompagnée de
conftipation opiniâtre & de douleurs très-vives ,

qui, chez les femmes, ont beaucoup de rapport avec les douleurs de l'enfantement, qui entraînent facilement la paralysie des extrémités, attaquent les personnes sujetes aux affections rhumatismales, & ne se terminent que par des sueurs copieuses, & un sédiment dans les urines. Les remedes les plus efficaces, & qui conviennent le mieux dans cette maladie, sont les bains chauds, les fomentations & les lavemens émollients, & les remedes résolutifs, qui favorisent en même temps la transpiration, tels que le *soufre doré d'antimoine*, & la *teinture volatile de gayac*. Si dans ces circonstances la Nature excite quelque *fievre intermittente* (ce qui arrive quelquefois), il faut être circonspect dans l'usage du *quinquina*, & se borner plutôt au *soufre doré d'antimoine* : autrement la paralysie qui resteroit après la maladie pourroit devenir incurable.

Une *colique* fréquente au *Japon*, & qu'on y guérit par le *moxa* & l'*acupuncture*, paroît aussi appartenir à cette espece.

10°. *Colique de Poitou* & de *Devonshire*. On observe en *France* une colique violente occasionée par l'usage des *vins aigres*, comme elle arrive en *Angleterre* par celui du *cidre*. L'une & l'autre ressemblent à la *colique rhumatismale*, soit par rapport à leur violence, soit par rapport à la maniere de les traiter : si ce n'est qu'on doit s'occuper davantage d'atténuer les humeurs, & combiner les autres remedes avec les *absorbants*, afin de chasser les acides.

11°. *Colique arthritique.* La matiere de la
podagre

podagre peut remonter, ou peut, avant même de fe rendre aux extrémités, fe jeter fur l'eſto-mac & les inteſtins, & y occaſioner des coli-ques violentes & dangereuſes. On doit tâcher d'attirer cette matiere aux extrémités, par les *épiſpaſtiques* & les *diaphorétiques*.

12°. *Colique catarrhale.* C'eſt le nom qui con-vient le mieux à la colique qui a lieu dans les conſtitutions rhumatiſmales, à la fuite d'un re-froidiſſement fubit. Elle differe de la *colique rhumatiſmale*, en ce qu'elle s'établit, non d'une maniere lente comme cette derniere, mais tout-à-coup, & immédiatement après le refroidiſſe-ment. Avec les remedes émollients, on doit en même temps employer une méthode entiére-ment antiphlogiſtique.

13°. *Colique par les aigreurs des premieres voies.* Il y a des perſonnes qui ont une diſpoſi-tion particuliere à des aigreurs ſouvent ſi âcres, qu'elles cauſent les coliques les plus violentes. Ces aigreurs ſont communément la fuite des obſtructions du bas-ventre. Pendant les accès, on donne les antiſpaſmodiques avec les abforbants; & l'on tâche enſuite de diſſiper les obſtructions par les remedes réſolutifs appropriés.

14°. *Colique par métaſtaſe fébrile.* La ma-tiere des *fievres intermittentes* fe dépoſe quel-quefois ſur les inteſtins, & produit une colique. On la traite comme les autres métaſtaſes, ſi ce n'eſt qu'on donne en même temps des réſolutifs efficaces.

15°. *Colique par obſtruction du canal inteſ-*

ToME II.   P

tinal. C'eſt ainſi que les excrémens endurcis, ou des noyaux de fruits peuvent fermer quelque partie des inteſtins. A cette eſpece appartient encore la *colique* qui a lieu dans les *hernies étranglées.* Dans le premier cas, on ne doit employer que des remedes émollients & évacuants. Dans le dernier, on tâche de réduire la hernie par quelque moyen méchanique, ou par des fomentations faites avec des ſubſtances émollientes ou de l'eau froide, ou par l'opération. La neige & l'eau froide produiſent les meilleurs effets dans les cas où il n'y a pas encore d'inflammation. Les fomentations émollientes ſur le bas-ventre, doivent être employées lorſque l'étranglement eſt l'effet d'un reſſerrement ſpaſmodique de l'anneau du bas-ventre : mais ſi l'expanſion des inteſtins dépend d'une inflammation, on doit auſſitôt avoir recours à l'opération.

Cependant il faut auparavant examiner avec ſoin, ſi la colique dépend effectivement d'une hernie étranglée. On a raiſon de le croire toutes les fois que la douleur ſurvient tout-à-coup, commence par l'anneau du bas-ventre, s'y fait ſentir le plus vivement, & que la hernie, juſqu'alors ſuſceptible de réduction, ceſſe de l'être dès que la colique s'eſt manifeſtée.

Il y a des cas où les inteſtins entrent les uns dans les autres, & cauſent par-là une conſtipation opiniâtre, accompagnée ſouvent de vomiſſement de matieres fécales. On appelle cette maladie *volvulus.*

Quelques Médecins ont propoſé dans ce cas

la *gaftrotomie*, afin de pouvoir dégager les inteftins : mais les fignes du *volvulus* font trop équivoques pour nous déterminer à une opération fi dangereufe. On doit par conféquent fe contenter de remedes émollients & antifpafmodiques ; ou même de fomentations froides, s'il n'y a pas encore inflammation. Il y a des cas où la partie de l'inteftin engagée fe fépare, & fort par l'anus. Cependant j'ai eu occafion une fois de trouver dans les inteftins gréles dix *volvulus* de la longueur de quelques pouces chacun ; & éloignés de quatre à cinq pouces les uns des autres : dans un pareil cas, la fuppuration doit naturellement être mortelle ; & il n'y a guere à efpérer que des inteftins ainfi difpofés, fe dégagent fpontanément.

Le cas que je viens de rapporter, étoit occafioné par des *lombrics* ; & il n'étoit accompagné ni de conftipation, ni de vomiffement : bien plus, le *vin émétique* ordonné & pris à la dofe de fix onces dans l'efpace de vingt-quatre heures, ne produifit pas le moindre effet, quoique les lavemens lâchaffent le ventre. La maladie même étoit de nature à faire foupçonner plutôt des *vers* qu'un *volvulus* fi compliqué : car c'étoit une efpece de *danfe de St. Vite*, qui dura pendant huit jours fans interruption, & finit par une *ftupeur* fuivie de la mort.

Le *volvulus* peut donc exifter fans *paffion iliaque* ; & il n'eft pas toujours accompagné de tranchées.

16°, *Colique fympathique*. Quelquefois la

cause de la colique n'a point son siege dans les intestins même, mais elle agit par sympathie. C'est ainsi que des calculs des reins ou de la vésicule du fiel, peuvent occasioner des coliques trèsviolentes, qu'on doit traiter également par les remedes émollients, antiphlogistiques & antispasmodiques.

Nausée & Vomissement.

Ces deux accidens ne different entre eux que du plus au moins ; & dépendent toujours d'un mouvement contre - nature de l'estomac & des intestins.

Il y a une maladie qu'on appelle *Rumination*, & qui n'est pourtant qu'une espece de *Vomissement*. J'ai connu un sujet, à qui les alimens revenoient à la bouche bientôt après qu'il les avoit avalés, de façon qu'il pouvoit à son gré les rejeter, ou les avaler une seconde fois : cependant il étoit obligé de les ravaler pour sa nouriture. Cet état dépendoit des lombrics ; & il en fut guéri.

Les causes de ce mouvement antipéristaltique sont :

1°. L'inflammation du ventricule & des parties adjacentes : dans ce cas cependant le vomissement ne doit être consideré que comme un symptôme ;

2°. Des erreurs dans le régime ;

3°. Une collection d'humeurs dans l'estomac, occasionée par quelque refroidissement ;

4°. Des congeftions de fang vers l'eftomac ;

5°. Une foibleffe hyftérique ;

6°. L'obftruction des vifceres abdominaux ; qui d'abord caufe le matin des efforts pour vomir , & enfin des vomiffemens après l'ufage des alimens ;

7°. Des vers ;

8°. Quelque *métaftafe* : c'eft ainfi que la goute, ou le rhumatifme peuvent caufer le vomiffement ;

9°. Le vomiffement peut encore dépendre par fympathie des léfions de la tête ;

10°. Il a encore lieu pendant le fecond mois de la groffeffe.

Tant qu'on vomit des humeurs dépravées , le vomiffement n'eft guere nuifible , à moins que ces humeurs ne foient le produit de quelque irritation ; & dans ce cas on doit abfolument le calmer en levant l'irritation. Mais fi les matieres rejetées ne font point altérées , on doit communément arrêter le vomiffement , de peur qu'il n'épuife trop les forces , ou qu'il n'occafione des ftafes inflammatoires.

Dans un pareil cas , on cherche d'abord à lâcher le ventre par des lavemens émolliens ; & l'on fait froter la foffete du cœur avec des onguens émolliens & antifpafmodiques. Comme dans un vomiffement violent les membres font communément froids , on les frote auffi avec du vin chaud , & l'on tâche en général de provoquer la tranfpiration.

Si le malade eft pléthorique , & qu'on ait à craindre quelque inflammation de l'eftomac , on

faigne, ou l'on tâche de rétablir les hémorrhagies fupprimées ; & l'on applique un véficatoire
camphré fur l'eftomac.

On peut encore, pour arrêter le vomiffement,
employer avec avantage *l'air fixe*, ou, ce qui eft
la même chofe, *l'antiémétique de Riviere*.

Lorfqu'on n'a aucune inflammation à craindre, & que le vomiffement perfifte, on peut
auffi prefcrire l'ufage interne des *aromatiques*
& des *narcotiques*.

Quand le vomiffement a ceffé, on tâche avec
précaution d'enlever les caufes irritantes.

Le vomiffement des femmes enceintes eft le
plus fouvent très-avantageux ; au lieu que le
vomiffement fymptomatique, qu'entraînent les
léfions de la tête, eft extrémement dangereux.

Diarrhée.

On appelle *Diarrhée* une évacuation fréquente
& copieufe par les felles, accompagnée prefque toujours de quelques tranchées ou épreintes,
& dans laquelle les excrémens, quoiqu'altérés,
ne font pas cependant tout-à-fait éloignés de
l'état naturel ; de plus, elle eft entiérement
exempte de fievre, ou du moins on n'y obferve
qu'une fievre accidentelle.

La diarrhée peut dépendre des mêmes caufes
que le *vomiffement*. A ces caufes, il faut ajouter
les paffions de l'ame : c'eft ainfi que la peur ou
la frayeur produifent facilement une diarrhée,
qui n'eft cependant que paffagere ; la trifteffe

peut occafioner des diarrhées opiniâtres. Il y en a d'épidémiques, qui dépendent communément de l'altération de la bile. Une diarrhée peut devenir habituelle par le trop grand relâchement des inteftins. Elle peut enfin dépendre de quelque fuppuration, ou de la diffolution putride des inteftins. Quant à celle qui a lieu chez les enfans pendant le temps de la dentition, nous en avons parlé à l'article de la dentition.

Le vomiffement & la diarrhée fe reffemblent beaucoup par leurs caufes: auffi ces deux maladies exigent-elles prefque le même traitement; qu'il faut conduire avec d'autant plus de foin, que la diarrhée peut facilement, en empêchant la nutrition, entraîner la cachexie & la confomption.

Le traitement confifte à chaffer premierement la caufe irritante; & en fecond lieu, à remédier à la foibleffe & à l'irritabilité exceffives des inteftins. On doit, autant qu'il eft poffible, unir ces deux objets.

Si la diarrhée dépend de faburre bilieufe, il faut employer les *laxatifs antiphlogiftiques*, & entre autres, la *pulpe des tamarins*.

Après que la plus grande partie de cette faburre eft évacuée, ou lorfqu'il y a plutôt une congeftion pituiteufe, on donne la *rhubarbe*; qu'on peut mêler avec des *abforbants*, quand on obferve des aigreurs, ou avec un peu d'*opium*, fi en même temps il y a des tenfions fpafmodiques, ou avec la *gomme arabique*, en cas d'une trop grande irritation des inteftins.

Si l'on peut porter la faburre à la turgefcence
l'émétique dans ce cas produit d'excellens effets
par la raifon qu'il change en même temps la
direction du *mouvement périftaltique*.

Quand la diarrhée dépend de quelque congeftion fanguine, comme il arrive fouvent à la fuite
des hémorrhagies fupprimées, on fe comporte
de la maniere que nous avons indiquée dans
l'article de la rétention ou de la fuppreffion des
regles.

Mais fi elle dépend de triftefe, dans ce cas la
circulation du fang & les fécrétions étant communément gênées, le principal de la cure confifte à égayer l'efprit, & à faire faire de l'exercice. Il faut fur-tout chercher à favorifer la tranfpiration ; ce qu'on opere très-bien, lorfqu'il n'y
a plus de caufes d'irritation confidérables, par
l'ufage de la *thériaque d'Andromaque*.

En général on ne doit point arrêter la diarrhée tant que les déjections font dans un état
contre-nature, à moins qu'elle n'ait déjà duré
trop long-temps. Cependant il faut dans ce cas
même, fe régler fur l'état des forces & fur l'éréthifme des inteftins. Si celui-ci eft confidérable,
& que les forces foient languiffantes, on peut
faire auffitôt ufage d'un peu de *cafcarille*, &
quelquefois même de *fimarouba*.

Pour ce qui eft des virus particuliers qu'on ne
peut point chaffer en purgeant les premieres
voies, on doit tâcher de les diffiper par les véficatoires, les remedes réfolutifs, & les boiffons
délayantes & fudorifiques. De petites dofes d'*ipecacuanha*,

racuanha, mêlé avec l'*opium*, rempliffent fouvent avec avantage cette indication. Si la foiblesse
& l'irritabilité font trop grandes , on a recours à
des aftringents plus forts , tels que le *bois de
campêche* , le *cachou* & l'*alun*.

S'il y a du pus dans les déjections , on peut
fouvent réuffir en entretenant l'évacuation par des
adouciffants : mais fi l'ulcere ne fe vide pas tout-
à-la-fois , il furvient une confomption ; qui ne
tarde pas non plus à paroître , lorfque les inteftins font altérés.

Quant aux autres caufes , on conduit le traitement de la maniere que nous venons d'indiquer à l'article du *vomiffement*.

Flux cœliaque.

On appelle *Flux cœliaque* , un flux de ventre ;
dans lequel au lieu de matieres fécales proprement dites , ce font les alimens mêmes qui s'éva-
cuent dans un état de diffolution , il eft vrai ,
mais fans avoir été colorés par la bile.

On croyoit autrefois , que dans le flux cœliaque c'étoit le *chyle* même qui s'évacuoit : mais
ce phénomene eft extrêmement rare , & peut-
être il n'exifte jamais.

Cette évacuation du *chyle* dépend communément du défaut ou de la mauvaife qualité de
la bile , par conféquent des obftructions du foie :
elle peut encore dépendre des obftructions des
glandes du méfentere & des vaiffeaux lactés , &
enfin , d'une trop grande irritabilité des inteftins.

TOME II.   Q

Si elle ne céde point à l'ufage des *rhubarbarins* &
des *aftringents aromatiques* , elle eft ordinairement incurable.

Lienterie.

La *Lienterie* eft un flux de ventre , dans lequel
on rend les alimens tout cruds.

Les caufes ordinaires font également , ou
les obftructions du foie & la mauvaife qualité
de la bile , ou une trop grande irritabilité des
inteftins.

Dans le premier cas , on doit employer les *rhubarbarins* ; & dans le fecond , les remedes nouriffants & fortifiants. Si la quantité de la bile eft
fuffifante , mais que les inteftins manquent de
mucus , on prefcrit feulement une nouriture
adouciffante : mais fi la bile péche par défaut ,
on donne des remedes amers , & entre autres
le *quaffia* & le *bois de campéche*.

Flux hépatique.

On appelle de ce nom un cours de ventre de
couleur rougeâtre.

On le diftingue d'une diarrhée ordinaire , en
ce qu'il n'eft prefque jamais accompagné de coliques ni d'épreintes , & qu'il n'eft point fréquent , le malade n'allant au plus que trois ou
quatre fois par jour à la garderobe : il differe de
la *dyfenterie* par fa marche chronique , & parce
qu'il n'eft point accompagné de fievre ; & du
flux hémorrhoïdal , parce que les felles font

uniformément colorées d'une teinte foiblement rougeâtre.

L'habitude du corps devient avec le temps jaune & cachectique, & les malades alors meurent de confomption.

Ce flux ne vient pas toujours du foie ; ce font le plus fouvent les vaiffeaux du méfentere qui en font la fource.

Les caufes font des érofions & des diffolutions, ou bien un relâchement des extrémités des vaiffeaux hépatiques & inteftinaux : & le fang dans ces circonftances, paffe à travers avec d'autant plus de facilité, que la circulation eft gênée par des congeftions.

La maladie eft extrêmement difficile à guérir ; fur-tout lorfqu'elle eft un peu invétérée. Les laxatifs affoibliffent fans être utiles ; les faignées font très-rarement indiquées à caufe de la cachexie ; les remedes tempérants ne conviennent pas non plus, puifque les malades font plutôt froids que chauds, & qu'ils ont le pouls petit ; fi l'on arrête le cours de ventre, il furvient communément des anxiétés & d'autres accidens encore plus graves. Tout ce qu'on peut faire, c'eft d'empêcher les congeftions de fang : ce qu'on doit tâcher d'opérer par les émollients & les antifpafmodiques, par l'application des fangfues & par les fcarifications.

Maladie noire.

On l'appelle aussi *Flux splénique* ; parce qu'on croyoit que les humeurs noires & fétides qu'on rendoit , venoient de la rate : mais elles ne font à proprement parler , que des matieres bilieuses , où la bile a , par une certaine impression des nerfs , acquis une couleur noire.

On rejette aussi communément de pareilles matieres par le vomissement ; & l'on pourroit dès-lors regarder la maladie comme une espece de *cholera-morbus* : elle en differe cependant en ce qu'elle n'est ni aussi *épidémique* , ni n'attaque les personnes d'un tempérament bilieux , comme le *cholera-morbus* ; elle n'est que *sporadique* , & ne se manifeste que chez des sujets mélancholiques , & qui ont été long-temps en proie aux-passions de l'ame. On ne doit guere tâcher d'arrêter le flux : mais comme les forces dans cette maladie manquent communément , il faut froter les membres avec du *vin* , faire prendre du *petit lait vineux* , d'une infusion vineuse de *rhubarbe* , & donner successivement des remedes fortifiants amers. Au reste, cette maladie est rare.

DES MALADIES DES VOIES URINAIRES.

Maladies calculeuses.

Dans tous les visceres du corps, il peut se former un amas de gravier & des concrétions calculeufes : mais elles ont particuliérement lieu dans la véficule du fiel, dans les reins & dans la veffie. Nous ne parlerons ici que du calcul des voies urinaires.

On en diftingue trois efpeces principales :

1°. Le *gravier*. On obferve fouvent chez les vieillards, & chez les perfonnes d'une conftitution rhumatifmale ou arthritique, que les urines charient un fable d'un blanc tirant fur le rouge, qui non feulement occafione fouvent la difficulté d'uriner ou la fuppreffion de cette évacuation ; mais qui peut encore par fon irritation, produire des coliques, des vomiffemens, & d'autres accidens fpafmodiques. On prétend avoir des obfervations qui prouvent qu'on ne rencontre jamais de gravier chez les fujets qui ont un *véritable calcul* ; & réciproquement, qu'on ne doit point craindre cette derniere maladie, toutes les fois qu'on trouve du gravier. On croit auffi, que ce gravier n'eft point dans les reins ; mais qu'il fe forme feulement dans les uréteres & dans la veffie.

2°. Le *calcul des reins*. On connoît la préfence du calcul dans les reins, par une preffion douloureufe reffentie à la *région lombaire*, qui occafione facilement des inflammations aux reins, & qui excite des mouvemens fpafmodiques par fympathie. On fent de plus un engourdiffement à l'extrémité inférieure du côté affecté, & une retraction du tefticule du même côté. Il eft vrai que ces fignes font en eux-mêmes un peu équivoques : mais on fera plus affuré de l'exiftence du calcul, fi en même temps on ne peut découvrir aucune autre caufe de ces accidens.

Si le *calcul des reins* n'eft point trop volumineux, il paffe fouvent dans les uréteres, & de-là dans la veffie. Ce paffage occafione des douleurs plus ou moins vives, des fpafmes, des friffons, des vomiffemens & des convulfions.

3°. Le *calcul de la veffie*. Cette maladie eft également accompagnée de fpafmes & de difficulté d'uriner ; quelquefois l'écoulement des urines s'interrompt tout-à coup, & on peut fouvent le faciliter en fe tenant courbé en avant & les jambes écartées. On y obferve communément un fédiment muqueux, qu'on diftingue du pus, parce qu'il ne teint pas l'eau en blanc. Les hommes fentent une irritation & une démangeaifon au gland, comme les femmes à l'urethre, & une pefanteur au périnée. On ne peut cependant s'affurer de l'exiftence du calcul dans la veffie, que par le moyen du *cathétèr*.

On ne peut guere déterminer avec certitude les caufes du calcul & du gravier ; il faut toujours une difpofition du corps particuliere, fans laquelle les autres caufes ne formeront jamais un calcul. Mais il eft certain, que cette difpofition fuppofée, les *vins aigres* & le fréquent ufage du *fromage*, avec un genre de vie fédentaire, favorifent la génération du calcul, qui, par cette raifon même, eft plus fréquent en *Suiffe* & en *France* que chez nous. Le calcul fe forme encore facilement des corps étrangers introduits par accident dans la veffie, & groffis enfuite par l'ap-

plication fucceffive de la matiere terreufe contenue dans l'urine.

On a deux indications à remplir dans le traitement : la premiere eft de calmer l'irritation produite par le gravier ou le calcul ; & la feconde
d'extraire le calcul.

Quoique le gravier & le calcul foient les caufes
immédiates de l'irritation , les malades cependant jouiffent fouvent de repos , & les accidens
ne font excités que par d'autres caufes , telles que
les vers , la faburre des premieres voies , les paffions de l'ame , & particuliérement la colere , &
les congeftions de fang occafionées par la fuppreffion des hémorrhagies habituelles.

Comme l'irritation peut occafioner des inflammations , on doit d'abord examiner s'il y a pléthore , ou fuppreffion de quelque hémorrhagie ;
& l'on emploie en conféquence la faignée , ou
des évacuations locales , au moyen des fangfues
& des ventoufes fcarifiées.

Lorfqu'il n'y a point de pléthore , ou qu'elle a
été diminuée par les moyens propofés , on applique auffitôt des fomentations émollientes , &
l'on donne intérieurement les remedes antifpafmodiques avec les adouciffants. On obferve en
même temps , s'il y a quelque autre irritation ,
telle qu'une faburre bilieufe , & l'on tâche de la
chaffer par des évacuations légeres.

Si les douleurs perfiftent , & qu'il n'y ait point
de pléthore , on peut obtenir de grands effets de
l'ufage interne de l'*air fixe* , qui fouvent calme
les douleurs d'une maniere prompte , fur-tout

lorſque l'irritation eſt occaſionée en partie par une congeſtion de matiere muqueuſe. Voyez *Air fixe*.

La ſeconde indication concerne l'extraction du calcul ou du gravier.

Lorſqu'il n'y a que du gravier, on a beaucoup à eſpérer des légers diurétiques, d'un bon régime, d'un exercice ſuffiſant, & d'une tranſpiration ſoutenue : il faut en même temps avoir égard à la matiere rhumatiſmale ou arthritique qui pourroit exiſter dans le corps ; & employer pour cet effet la *gomme de gayac*, le *ſoufre doré d'antimoine*, les ſucs récents des plantes *ameres* & *antiſcorbutiques*, & les remedes *mercuriels*. Les diurétiques qu'on emploie, ſont la *buſſerole* & les *baies* ou le *bois de genievre* : mais comme dans cette circonſtance il ne s'agit principalement que de favoriſer l'excrétion du gravier par de légers diurétiques, il s'enſuit que tout diurétique y eſt propre, & qu'on peut choiſir celui qui irrite le moins, & qui provoque cependant les urines. Le gravier peut encore ſe former de la matiere qui occaſione une *fievre intermittente* ; & alors le *quinquina* & l'*air fixe* produiſent d'excellents effets.

La poſſibilité de diſſoudre le calcul même de la veſſie, eſt encore un problême en Médecine. On prétend avoir obtenu de bons effets du *ſavon*, de l'*eau de chaux*, des *coquilles d'œufs calcinées*, des *eaux minérales de Carlsbad*, de la *buſſerole*, & d'autres remedes : mais ces guériſons ont été opérées chez des ſujets qui avoien

no

non point une véritable pierre , mais feulement du gravier ; ou ces remedes ne les ont foulagés que pendant quelque temps ; ou même ils ont été nuifibles , par le fréquent ufage qu'on en a fait. Ainfi il ne refte que l'opération ; qui n'a cependant lieu que dans la pierre de la veffie , quoiqu'on ait des obfervations de *calcul des reins* , extrait par l'ouverture de la tumeur qui s'étoit formée à l'extérieur de la partie affectée.

Difficulté d'uriner.

On diftingue trois efpeces de *difficulté d'uriner* , qui ne font ordinairement que trois degrés différents de la même maladie :

1°. La *Dyfurie* : on donne ce nom à la maladie , lorfque l'écoulement de l'urine ne fe fait pas convenablement , fans qu'il en réfulte cependant de grands inconvéniens ;

2°. La *Strangurie* : c'eft lorfque l'urine ne coule que goute à goute & avec douleur ;

3°. L'*Ifchurie* : c'eft une fuppreffion totale d'urine , accompagnée des plus douloureux efforts pour uriner , de l'expanfion de la veffie , d'un fentiment de pefanteur dans le bas-ventre , & fouvent d'une tumeur fur les *os pubis*.

Les caufes ont leur fiege dans les voies urinaires mêmes , ou elles y agiffent par fympathie. Les principales font :

1°. L'inflammation des reins , des uréteres , de la veffie , ou de l'urethre ;

2°. Les congeftions de fang occafionées par

TOME II.   R

la fuppreffion de quelque hémorrhagie habit

3°. Les calculs des reins & de la veffie ;

4°. Un amas de pituite , occafioné par l'i tion du calcul , ou même formé , ainfi que la *colique pituiteufe* , par une difpofition culiere ;

5°. Les fpafmes , qui dépendent ou de c légeres , comme cela arrive chez les atteints d'une foibleffe hyftérique , ou bie vers , de faburre âcre dans les premieres v de gravier & de calcul , & qui empêchent tant plus facilement l'écoulement de l'urine , y aura quelque vice local dans les reins ;

6°. Les ulceres , les indurations & les ca fités dans les voies urinaires & dans la *profta*

7°. L'ufage inconfidéré des diurétiques aĉifs , tels que les *cantharides* ;

8°. Les liqueurs qui n'ont pas bien fermer ou qui font encore dans l'acte même de la mentation ;

9°. Le relâchement & la foibleffe de la vel

10°. La preffion de la veffie par la mat dans le temps de la groffeffe.

En cas d'inflammation , on emploie un tra ment entiérement antiphlogiftique. On tâche diffiper les congeftions de fang par la faignée (par le rétabliffement des hémorrhagies habit les , & par les remedes émolliens & antifp modiques.

---

(7) V. les Aphor. d'Hippocr. L. 6. Aphor. 36.

Lorfqu'il y a un amas pituiteux, on examine fi cette pituite eft occafionée par la pierre, ou formée par quelque difpofition particuliere : dans le premier cas, on emploie l'*air fixe*; & dans le fecond, les remedes fortifiants & aftringents (8).

En cas de fpafmes, on a égard aux caufes de l'irritation, & l'on fe fert en même temps de remedes émollients & antifpafmodiques.

Les ulceres, les indurations & les carnofités ne cédent qu'aux moyens méchaniques, tels qu'aux *bougies* Les remedes mercuriels n'y produifent aucun effet, quand même le mal dépendroit d'une caufe vérolique.

Si la maladie dépend de l'ufage des *cantharides*, le *camphre*, donné dans des émulfions, agit d'une maniere fpécifique. De plus, on a en même temps recours, comme dans le cas où elle eft occafionée par des liqueurs fermentées, aux topiques émollients & à l'ufage interne des remedes adouciffants.

Quand la veffie eft affoiblie, il faut examiner fi cette foibleffe dépend d'un vice général du fyftême nerveux, ou fi ce n'eft qu'une foibleffe locale, & occafionée peut-être par la circonftance d'avoir trop long-temps retenu fes urines. On peut fouvent remédier au premier cas par les remedes fortifiants & diurétiques : mais le fecond eft incurable, fi la Nature ne le guérit pas.

_____

(8) Dans ce cas Hippocrate recommande le *vin* L. 7. Aphor. 48.

Dans la groſſéſſe, c'eſt ſouvent l'*obliquité* de la matrice, qui cauſe la difficulté d'uriner : on tâche d'y remédier ſuivant les regles de l'Art.

Dans une iſchurie, ou ſuppreſſion totale de l'urine, lorſqu'on ne peut pas indroduire le *cathéter*, & qu'il y a du danger pour la vie du malade, on a recours à la *ponction* de la veſſie.

Piſſement de ſang.

On appelle *Piſſement de ſang*, une maladie dans laquelle l'urine eſt mêlée avec du ſang. Un ſimple écoulement de ſang par l'urethre, qui ſe fait goute à goute, peut dépendre d'une congeſtion hémorrhoïdale : mais on lui donne pour-lors le nom d'*hémorrhoïdes de l'urethre*. Cet écoulement ſanguin peut encore venir à la ſuite d'une *gonorrhée virulente*, ou d'une évacuation exceſſive de ſemence : & ne mérite pas non plus le nom de *piſſement de ſang*.

Au reſte, cette maladie eſt le plus ſouvent accompagnée de *difficulté d'uriner*, dépend des mêmes cauſes que cette derniere, & exige la même méthode de traitement.

Incontinence d'urine.

On appelle *Incontinence d'urine*, un écoulement d'urine involontaire.

La cauſe de cette maladie a ſon ſiege dans la veſſie même, ou dans ſon ſphincter.

La veſſie peut acquérir une trop grande irritabilité, lorfqu'elle eft enflammée, ou qu'on a fait ufage d'alimens & de remedes diurétiques trop âcres. Elle peut encore, comme cela arrive dans la groffeffe, être tellement comprimée, que le fphincter ne puiffe réfifter.

Le fphincter même peut être affoibli, & devenir paralytique par des caufes générales, par un long féjour des calculs dans la veffie, par une cicatrice trop dure à la fuite de l'opération de la taille, ou pour avoir trop long-temps retenu l'urine.

Si la veffie eft trop irritée, on emploie les émollients & les adouciffants. En cas d'affoibliffement, on peut tenter les remedes fortifiants, aftringents & diurétiques, qui produifent bientôt leur effet, ou n'en produifent aucun.

Diabétès.

Une évacuation d'urine trop copieufe, fuivie de confomption, porte le nom de *Diabétès*; maladie qui eft extrêmement rare.

L'urine eft communément fans odeur ni faveur; & la maladie dépend le plus fouvent d'obftructions opiniâtres, d'ulceres fermés, en un mot, de toutes les caufes qui occafionent les maladies de confomption.

On conduit par conféquent le traitement d'après les différentes indications, ainfi que nous l'avons expofé à l'article des *Maladies de confomption*.

DES MALADIES
DES PARTIES GÉNITALES.

Gonorrhée bénigne & Fleurs-blanches.

On appelle *Gonorrhée bénigne*, un écou
ment de semence ou de mucosité par le canal
l'urethre, qui se fait goute à goute, & qui
indépendant de cause vérolique. Si la matiè
seminale coule à plein canal, on lui donne
nom de *pollution*.

Chez les femmes la maladie prend le nom
Leucorrhée ou *Fleurs blanches*.

Lorsque l'humeur coule goute à goute,
peut la regarder comme une mucosité clai
plutôt que comme de la semence : ainsi que ce
arrive chez les femmes, chez lesquelles la m
cosité ne vient communément que des glandes d
vagin ; quoiqu'il y ait aussi des cas où elle cou
de l'uterus, qui pour - lors est ordinairemer
squirrheux.

Un pareil écoulement est la suite de forte
congestions vers les parties de la génération, o
d'une foiblesse particuliere.

Dans le premier cas, on doit employer le
tempérants pris dans le sens physique & moral
& dans le second, on prescrit les bains froids
& les fortifiants astringents, avec une diete
exacte & peu nourissante. Si les congestions dépendent d'obstructions des glandes, on donne

les réfolutifs décidés , tels , par exemple , que le *foufre doré d'antimoine* , la *gomme ammo-niaque* , celle de *gayac* , &c.

Chez les hommes l'*écoulement de la femence* peut dépendre des mêmes caufes qui empê-chent celui de l'urine ; & on doit alors la traiter de la même maniere.

Satyriafis & Priapifme.

On donne le nom de *Satyriafis* à une érection contre-nature de la verge , accompagnée d'un fentiment de volupté : mais fi ce fentiment n'y eft pas , ou fi au contraire l'érection eft doulou-reufe , on l'appelle alors *Priapifme*.

Il y a un priapifme aigu très-dangereux , qui tue communément le malade dans l'efpace de fept jours , mais qui eft extrêmement rare chez nous.

Les caufes les plus ordinaires du fatyriafis & du priapifme que nous connoiffons , font :

1º. Une urine âcre qui fe ramaffe pendant la nuit , ou par quelque autre caufe ;

2º. Les calculs des reins & de la veffie , qui agiffent en irritant ;

3º. Une fenfibilité particuliere du fyftême ner-veux ; ainfi on obferve fouvent cette affection chez les *mélancholiques* , & on la regarde comme un fymptôme de l'*hydrophobie* ;

4º. Une acrimonie particuliere des humeurs. Il n'eft pas rare de rencontrer ce fymptôme dans le *fcorbut* & dans la *groffe gale* ;

5°. L'inflammation de l'urethre ; comme cela arrive souvent dans la *gonorrhée virulente*.

On tâche de détruire ces caufes fuivant les regles que nous avons déjà indiquées plus d'une fois.

Nymphomanie.

On appelle *Nymphomanie* ou *Métromanie*, une lubricité particuliere au Sexe ; qui, n'étant point fatisfaite, entraîne des délires & des convulfions.

Les caufes font toujours, une forte congeftion de fang vers les parties génitales, ou une acrimonie particuliere des huméurs, ou une fenfibilité particuliere des nerfs : on doit les combatre felon le befoin, & de la maniere que nous avons déjà indiquée.

DES MALADIES
DES FEMMES ENCEINTES.

Accidens nerveux.

Souvent dans les premiers mois de la groffeffe, le fyftême nerveux eft affecté d'une maniere particuliere. Il furvient des naufées & des vomiffemens, fans aucune erreur dans le régime, & fans aucune caufe manifefte. Quelquefois il s'y joint des tranchées, des douleurs de tête & de dents ; & fouvent enfin il fe manifefte un appétit dépravé, qui fait défirer des chofes abfurdes.

On

On ne doit rien faire contre ces accidens ; parce qu'ils se dissipent facilement d'eux-mêmes sans suite fâcheuse , & que l'Art ne peut guere en venir à bout. Le vomissement est souvent très-salutaire ; il purge le canal intestinal , & prépare à une couche aisée. Les douleurs ne sont que passageres ; & l'*opium* seroit ici très-nuisible. On tâche , autant que cela peut se faire , de satisfaire l'appétit de la personne ; mais quand cela même ne réussiroit point , on n'a pas de mauvaises suites à craindre.

Pléthore.

Dès qu'une femme est enceinte le flux menstruel cesse : & comme le sang qui s'évacuoit jusqu'alors , ne peut être encore tout employé à la nutrition de l'enfant , il se manifeste ordinairement vers le second ou le troisieme mois de la grossesse une pléthore , dont la Nature se soulage quelquefois par des hémorrhagies du nez , mais qui quelquefois aussi occasione des congestions en d'autres endroits. Lorsqu'on apperçoit une pareille pléthore , on doit recourir à la saignée , sans avoir égard à la regle , *qu'il ne faut saigner que vers le milieu de la grossesse* : mais il est bon d'éviter la saignée du pied , & de préférer celle du bras. Si cependant les congestions ne sont point considérables , & que ce soit une premiere grossesse , ou que celles qui ont précédé aient été heureuses , il faut tâcher d'aider la Nature par les tempérants & les antispasmodi-

ques., plutôt que de l'affoiblir fans néceffité. Si
l'on pouvoit évacuer le fang impunément, la
Nature n'auroit point fupprimé le flux menftruel.

Mais fi la groffeffe a été précédée de fauffes-
couches, fi la malade eft fort accoutumée aux
faignées, fi l'on a à craindre quelque congeftion
à la poitrine, à raifon de la foibleffe de cette
partie, ou fi d'ailleurs on a affaire à un fujet
robufte, on ne doit pas abfolument négliger la
faignée, lorfqu'elle eft indiquée par la pléthore.

Conftipation & difficulté d'uriner.

L'un & l'autre de ces accidens font occafionés
par la preffion que la matrice dilatée exercé fur
les inteftins & fur la veffie.

La conftipation peut donner lieu à un amas de
faburre qui pourroit avoir de mauvaifes fuites
après l'accouchement : il faut par conféquent
tâcher d'entretenir toujours la liberté du ventre
par l'exercice & par le moyen des lavemens &
& des laxatifs légers ; d'autant plus que la conftipation peut, pendant même le temps de la
groffeffe, occafioner des fpafmes, qui donne-
roient lieu ou contribueroient du moins à l'*avortement*, lorfqu'on en a la difpofition.

La difficulté d'uriner dépend fouvent de l'obliquité de la matrice : dans ce cas, l'orifice de ce
vifcere s'avance communément du côté de l'*os
pubis* ; & l'Accoucheur n'a qu'à le pouffer en
arriere, pour le ramener à fa fituation naturelle.

Œdême des pieds & Anasarque.

Il peut se former pendant la grossesse un amas d'humeurs dans le tissu cellulaire, soit par une pression méchanique exercée sur les vaisseaux, soit par l'affoiblissement qui a lieu chez toutes les femmes enceintes, & dont dépendent les accidens, ordinaires au commencement de la grossesse, & que nous venons de rapporter.

Dans tous les deux cas, cet amas d'humeurs n'a guere de suites, & se dissipe par l'accouchement; en sorte qu'on n'a rien à faire à cet égard.

Mais si pendant la grossesse il survient une *hydropisie* déterminée par les causes ordinaires & propres de cette maladie, le cas est alors plus dangereux. L'enfant peut mourir dans le sein de la mere, ou venir au monde avant terme : & si tout ne se passe pas bien, la mere même peut être tellement affoiblie, qu'elle risque de périr.

Ecoulement des eaux.

Les femmes enceintes éprouvent quelquefois un *écoulement d'eaux*, qui pourroit en imposer pour la rupture des membranes, & une fausse-couche prochaine : cependant cela n'est point ordinaire ; & l'on peut dès-lors présumer que cet écoulement dépend d'*hydatides*, qui ont été crevées par l'accroissement du fœtus. Ainsi, dans un pareil cas, si l'on n'a point d'autres signes d'un *avortement* prochain, on ne doit rien tenter, mais on doit attendre tranquillement.

Hémorrhagie.

Il y a des femmes enceintes chez lesquelles le flux menftruel continue fans interruption, prefque jufqu'à la fin de la groffeffe ; chez d'autres, il ne continue que jufqu'à la moitié de ce temps ; & il y en a qui ne l'ont que pendant les premiers mois. Il peut auffi arriver que les regles, après avoir ceffé, reviennent encore une fois pendant le temps de la groffeffe.

Dans ce dernier cas, s'il n'y a point d'autres caufes morbifiques, foit externes, foit internes, auxquelles on puiffe attribuer l'écoulement, fi la femme eft très-pléthorique, fi elle eft enceinte pour la premiere fois, ou du moins fi elle n'a jamais effuyé de fauffes - couches, on ne doit rien appréhender.

Mais fi l'écoulement de fang arrive dans une époque qui n'eft pas celle du flux menftruel ; & qu'il foit occafioné par quelque caufe manifefte & fenfible ; ou chez une perfonne valétudinaire, & fujete aux fpafmes & aux fauffes-couches : ce cas mérite néceffairement toute l'attention poffible.

On cherche alors par quel moyen la congeftion de fang vers la matrice a pu être occafionée, ou fi elle n'eft pas l'effet de quelque léfion externe. Dans tous les cas, s'il y a vraie pléthore, on faigne, on donne des remedes tempérants ; on fait appliquer des fomentations émollientes fur le bas-ventre, & l'on confeille le repos.

Si le spasme dépend de saburre des premieres voies & de flatuosités ; on lâche doucement le ventre par *la pulpe des tamarins* & par la *manne*, & l'on favorise l'action de ces remedes par l'usage des lavemens. Si la cause est une acrimonie & une dissolution des humeurs, on fait prendre de *l'acide vitriolique* affoibli ; & s'il n'y a que des spasmes purement hystériques, on donne avec les remedes émollients & adoucissants, un peu d'*opium*.

Dès que les causes irritantes ont été enlevées, on fait prendre un peu de *quinquina*, dans la vue de fortifier & de prévenir les rechûtes ultérieures : mais si ce remede constipe, on doit employer de préférence la *cascarille*.

Avortement.

Quand l'hémorrhagie est trop longue & trop copieuse, & qu'elle ne céde point aux remedes indiqués, on a à craindre le détachement du *placenta* ; & dans ce cas, il survient un *avortement* spontané, ou bien l'on tâche de faire l'extraction du fœtus.

On a également à craindre l'avortement, si l'hémorrhagie persiste jusqu'à l'époque où le flux menstruel avoit lieu.

Les seules congestions fortes de sang vers la matrice, ainsi que les lésions externes, peuvent encore occasioner un *avortement*, sans qu'il soit long-temps avant précédé d'hémorrhagie.

La matrice même ; soit par des lésions antérieures , foit par des fauſſes-couches fréquentes ; peut être diſpoſée de façon , que ſon expanſion portée juſqu'à un certain point , ſoit toujours ſuivie d'avortement , ſans aucune autre cauſe précédente.

L'avortement peut enfin dépendre d'autres maladies , comme de fievres , de coliques violentes , de convulſions , & en général de toutes celles qui irritent & qui affoibliſſent.

Dans tous ces cas , le Médecin doit toujours agir d'après ces deux regles : la premiere eſt , que toutes les fois qu'on n'eſt point aſſuré du détâchement du placenta , qu'il y a des cauſes manifeſtes qui paroiſſent ſurmontables , qu'il n'y a point eu de fauſſes-couches antérieures , on doit chercher à diſſiper les congeſtions de la matrice , & à conſerver l'enfant au moyen de la ſaignée , des tempérants antiſpaſmodiques , des légers évacuants & des topiques émollients.

Mais ſi l'hémorrhagie eſt trop forte , & qu'on ne puiſſe pas l'arrêter ; ſi l'enfant , qui juſqu'alors s'étoit remué , ne donne plus aucun ſigne de mouvement ; ſi avec cela la malade ſent des douleurs vives au dos , une peſanteur au baſſin , & une chûte bruſque de l'enfant ; ſi elle a le viſage pâle , le ſein flétri , & qu'il lui ſurvienne des friſſons répétés : il ne faut point alors l'affoiblir davantage par les ſaignées & par les remedes , encore moins laiſſer ſubſiſter trop long-temps l'hémorrhagie ; mais il faut ordonner l'accouchement artificiel , ſur-tout lorſque les eaux ont déjà percé.

Mais tant qu'il n'y a point d'hémorrhagie, & que les eaux n'ont pas encore percé, on fait mieux, dans le cas même où l'on eſt fondé à préſumer la mort de l'enfant, d'attendre que la Nature en faſſe d'elle-même l'expulſion ; par la raiſon que tout ſe fait avec plus de facilité, & qu'on n'a pas tant à craindre l'hémorrhagie, lorſque l'uterus ſe met de lui-même en contraction.

Après l'avortement, on conduit le traitement de la maniere que nous indiquerons en parlant des maladies des femmes en couche.

Complication de la groſſeſſe avec d'autres maladies.

On ne peut guere donner des préceptes généraux ſur cette matiere. La regle eſt toujours d'avoir égard à la vie de la mere plus qu'à celle de l'enfant ; il peut cependant y avoir des circonſtances qui nous obligent à faire plus de cas de la conſervation du fœtus, que de celle de la mere.

Ce qu'il y a de certain, c'eſt que lorſqu'on a l'attention de ne point employer des remedes trop irritants & trop affoibliſſants, rarement il en réſulte de mauvais effets pour l'enfant. L'émétique même peut être preſcrit en ſûreté, pourvu qu'on l'adminiſtre d'après des indications convenables, & avec les précautions néceſſaires. Il y a des femmes enceintes qui ont eſſuyé la *ſalivation*, & qui néanmoins ont mis au monde des enfans vigoureux. C'eſt ici le cas où le Médecin

peut donner des preuves de fa fagacité pratique ;
fagacité qui peut s'étendre & fe perfectionner,
mais qui ne peut point être enfeignée.

DES MALADIES

DES FEMMES EN TRAVAIL, DES ACCOUCHÉES

& de celles qui nouriffent.

Fauffes douleurs.

Toute efpece d'irritation provenant, foit de
caufes fuffifantes, foit d'une foibleffe & d'une
fenfibilité particulieres, peut occafioner des *fauffes douleurs d'enfantement* : douleurs qui affoibliffent trop, ou qui précipitent l'accouchement.

Les caufes irritantes font :

1°. La pléthore, & les congeftions qu'elle
occafione ;

2°. L'acrimonie d'une faburre bilieufe, ou les
vers dans les premieres voies ;

3°. Une foibleffe particuliere de nature hyftérique, ou qui eft venue à la fuite de quelque
caufe affoibliffante.

Ces fauffes douleurs différent des véritables,
en ce qu'elles font plutôt des fpafmes des inteftins, & que, quoiqu'elles agiffent fur l'uterus,
elles refferrent plutôt qu'elles ne dilatent fon
orifice.

Toutes les fois que les forces font dans un bon
état, & qu'il y a une vraie pléthore, on peut
par la faignée, non feulement calmer la violence
de

de ces douleurs, mais encore faciliter beaucoup l'accouchement, & prévenir un grand nombre de suites fâcheuses. Mais on doit être sûr de son fait; parce qu'autrement on affoibliroit sans nécessité, & l'on donneroit ainsi occasion à un accouchement laborieux ou à des suites fâcheuses.

Si c'est une saburre des premieres voies qui occasione des coliques, on fait usage des laxatifs, tels que la *manne* : mais lorsqu'il y a des vers, ou une saburre trop copieuse, il ne faut pas chercher à les détruire complétement par l'usage des évacuants, crainte de trop affoiblir; par conséquent on tâchera en même temps de diminuer l'éréthisme, par des cataplasmes & des lavemens émollients.

Les spasmes hystériques, qui ne dépendent point de causes manifestes, cédent ordinairement à l'usage de l'*opium*.

En cas d'affoiblissement, on prescrit des alimens nourissants, & une décoction de *quinquina*.

Accouchement laborieux.

L'accouchement est retardé ou par les causes qui occasionent un spasme dans la matrice, c'est-à-dire, par celles que je viens d'indiquer, comme causes des fausses douleurs; ou par un défaut de forces nécessaires pour cette fonction.

C'est un fait démontré par l'expérience, que dans une constitution vraiment pléthorique, la saignée peut souvent favoriser l'accouchement & le rendre beaucoup plus facile; sur-tout lorsqu'on la fait au pied : mais ce ne doit être que dans le cas où les forces sont opprimées par la pléthore ; car si elles manquent réellement, la saignée ne peut être qu'extrêmement nuisible.

Ce qui prouve qu'une saburre bilieuse peut aussi devenir la cause d'un accouchement laborieux, c'est qu'un vomissement spontané, ou un lavement aux approches de la couche, produisent toujours de très-bons effets.

Ainsi, lorsqu'on a lieu de présumer une telle saburre, on fait bien de donner un *laxatif* ; dont on peut soutenir l'effet par un lavement, afin de prévenir ou de calmer les spasmes, sur-tout aux approches de l'accouchement, & au cas que le laxatif n'ait pas encore assez agi.

Mais si la bouche est manifestement mauvaise, & la langue sale, il ne faut point balancer de donner l'émétique : puisque c'est la Nature même qui nous indique dans ce cas ce que nous devons faire.

En cas de foiblesse, le *laudanum liquide de Sydenham*, mêlé avec quelque *eau aromatique*, produit d'excellents effets : il calme le spasme, il fortifie, & il agit d'une maniere spécifique sur *l'uterus*.

Il est extrêmement rare qu'on ait besoin d'employer de vrais *excitants* : on risqueroit de décider par leur moyen des hémorrhagies affoiblissantes. D'ailleurs, le *laudanum* suffit le plus souvent, quand on l'administre à propos.

Il y a des cas où les parties manquent d'*irritabilité* ; & où par conséquent *l'uterus* ne se contracte pas affez : dans ces cas les fomentations d'eau froide produifent quelquefois d'excellents effets.

Douleurs après l'accouchement.

Chez les femmes qui accouchent pour la premiere fois, & qui jouiffent d'une bonne fanté, il furvient rarement des *douleurs* après l'accouchement. Ces douleurs fervent auffi quelquefois à favorifer l'écoulement des *lochies* : mais fi elles font trop violentes, & qu'elles retiennent les lochies, on doit alors y remédier.

Immédiatement après l'accouchement, on fait ceindre le ventre de l'accouchée ; mais avec la précaution cependant de ne pas trop ferrer à la fois ; il vaut mieux y revenir en le refferrant de plus en plus toutes les quatre ou fix heures.

Si les douleurs font fi violentes qu'on ait de mauvaifes fuites à craindre, on examine s'il n'y a pas quelque caufe d'irritation.

Si le flux des lochies ne fe fait point convenablement, & fi l'on a lieu de préfumer une faburre, on emploie la *teinture aqueufe de rhubarbe* mêlée avec le *laudanum*, des fomentations émollientes & des lavemens.

Mais fi le flux eft trop copieux ; fi la malade eft d'un tempérament robufte, & qu'elle ait déjà du lait dans le fein : la faignée devient fort néceffaire afin de prévenir l'inflammation.

On fait prendre en même temps quelque boiffon tempérante ; telle qu'une décoction de *gruau*, à laquelle on aura ajouté du *nitre*.

Si la cause n'est qu'une simple irritabilité contre-nature, le *laudanum*, ou le simple *opium* suffisent : le premier, lorsque le flux des lochies n'est point excessif ; & l'*opium*, lorsqu'elles coulent en quantité suffisante, ou avec excès.

Flux des Lochies.

Le *Flux des Lochies* est quelquefois suspendu par la fievre de lait : mais cet état n'est d'aucune conséquence quand il n'est point long, c'est-à-dire, quand il ne dure qu'environ douze ou vingt-quatre heures ; les lochies reviennent après que la sécrétion du lait s'est établie, & que la fievre a cessé.

Il convient même en général que chez les femmes qui doivent nourir, les lochies ne coulent pas avec excès ; autrement elles les affoibliroient trop.

Mais si elles venoient à cesser tout-à-coup, & si l'on observoit des congestions dans d'autres endroits, il est de la derniere importance de songer à leur rétablissement.

On recherche par conséquent les causes. Si l'on a à craindre une tendance à l'inflammation des intestins ou de l'uterus : on doit aussitôt saigner du pied ; &, s'il est possible, faire appliquer des sangsues aux parties génitales. On prescrit de plus les bains tiedes de pieds & ceux de vapeurs, & l'on fait prendre du nitre dans une décoction de gruau, ou simplement dans l'eau chaude. On applique en même temps des fomentations fur le bas-ventre, ou on le frote avec quelque onguent émollient.

Si la maladie dépend de fimples fpafmes, on recherche de nouveau fi ces fpafmes font de nature hyftérique, ou s'ils font l'effet de quelque autre caufe. Dans le premier cas, on emploie l'*opium*; & dans le fecond, fi c'eft une faburre des premieres voies, une décoction de *rhubarbe* mêlée avec le *laudanum* produit les meilleurs effets.

Lorfqu'il y a plus de foibleffe que de tendance à l'inflammation, & qu'on n'a pas non plus à craindre des congeftions à la poitrine, on peut employer avec avantage l'*air fixe*; & cela, de maniere que la diffolution du *fel alcali* foit mêlée avec les *pilules balfamiques*, afin de décider l'action de l'*air fixe* vers les parties inférieures.

Mais le flux des lochies peut être auffi trop copieux, & non-feulement empêcher la fécrétion du lait, mais encore occafioner une *foibleffe hyftérique*, l'*hydropifie* & la *phthifie utérine*.

Les caufes d'un flux de lochies immodéré, font :

1°. Un accouchement précipité, & avant que l'uterus eût fon degré de contractilité réquife, ou l'état de ce vifcere qui ne lui permet point de fe contracter convenablement après l'accouchement;

2°. Des fquirrhes dans la matrice, qui empêchent fa contraction;

3°. Le détachement précoce du placenta,

qui produit une congeftion de fang vers l'utérus ;

4°. La diffolution fcorbutique du fang ;

5°. Une faburre bilieufe paffée dans le fang pendant la groffeffe ;

6°. Les fpafmes hyftériques , qui occafionent des congeftions dans l'uterus ;

7°. La pléthore ; &

8°. Enfin la trop grande foibleffe & le relâchement des parties.

Si c'eft un défaut de contractilité , on emploie des fomentations & des injections d'eau froide. Si en même temps il y a pléthore , & que l'accouchée ne veuille point nourir , on faigne du bras.

Si cela ne fuffit point , & que le flux foit exceffif , on peut prefcrire l'ufage interne des aftringents : parmi lefquels *l'acide vitriolique* affoibli & mêlé avec un peu d'*efprit de vin* , ou même l'*alùn*, font les plus convenables ; de même que lorfque le fang eft trop diffous & trop âcre. En cas de foibleffe & de relâchement , on donne intérieurement une décoction de *quinquina* , on applique extérieurement des fomentations froides , & l'on frote les extrémités avec du *vin* ou avec des *eaux aromatiques*.

Lorfqu'il y a une faburre bilieufe , on donne d'abord les digeftifs : & dès que la turgefcence a lieu , & que l'utérus eft tellement remis , qu'on n'en ait plus aucun *prolapfus* à craindre , on adminiftre l'émétique ; qui fouvent feul modere le flux des lochies. Pour ce qui eft des laxatifs , la *rhubarbe* dans ce cas ne convient point ; il faut employer la *crême de tartre* & les *tamarins*.

En général, dans tous les cas où la maladie ne dépend point d'atonie ou d'affoiblissement, on doit recommander un régime rafraîchissant, & une diete légere.

Sécrétion du lait.

Le troisieme jour après l'accouchement, il survient ordinairement une petite fievre qui dure pendant dix-huit ou vingt-quatre heures, & quelquefois même pendant quelques jours, & qui interrompt communément le flux des lochies.

Si cette fievre détermine la sécrétion du lait aux mamelles, qu'elle cesse à mesure que cette sécrétion se fait, & que les lochies se rétablissent dans la même proportion, il faut regarder l'apparition du lait comme la crise de la fievre, qu'on appelle pour cela *fievre de lait*, & il ne faut rien faire absolument.

Mais si la fievre n'amene point la sécrétion du lait, si elle persiste, & que les lochies ne reparoissent point, on doit s'attendre à une *fievre puerpérale*, dont je parlerai dans la suite.

Quelquefois la sécrétion du lait s'établit sans aucune fievre; ou elle est déjà faite avant l'accouchement.

D'autres fois il n'y a ni fievre ni sécrétion de lait, ni aucun autre accident. Si cela ne dépend point d'un manque de nouriture, qu'on puisse réparer par l'usage fréquent du *lait* coupé avec une décoction de *sureau*, & par d'autres alimens

nouriffants : on n'a autre chofe à faire qu'à fe
pourvoir d'une nourice.

Quelquefois le défaut de cette fécrétion dépend d'un flux exceffif de lochies : & dans ce
cas on agit de la maniere que nous avons indiquée plus haut.

Il fe peut que la fécrétion du lait foit trop
abondante , de forte qu'elle produife des grumeaux & des indurations aux mamelles. Ces
grumeaux peuvent auffi être occafionés , parce
que le *coloftrum* n'a pas été évacué à temps.
On remédie fouvent à ces accidens par une diete
légere , la boiffon abondante d'*eau nitrée* , &
par des cataplafmes réfolutifs. Si cela ne fuffit
point , on applique le *camphre* & *l'emplâtre
ammoniacal avec le mercure* ; & l'on donne intérieurement des laxatifs antiphlogiftiques.

On agit de la même maniere lorfqu'il y a du
lait aux mamelles , & que l'accouchée ne veut
point nourir.

En général, il n'eft pas prudent de nourir quand
on a une difpofition hyftérique, fcrofuleufe ,
fcorbutique , ou quand on eft d'un tempérament
porté à la colere , encore moins lorfqu'on a le
moindre foupçon de virus vérolique. Il ne faut
pas non plus que le lait foit d'une confiftance
trop épaiffe ni trop claire ; il ne doit point avoir
une teinte bleuâtre , mais il doit être blanc , &
les goutes féparées doivent être tranfparentes.

Si la mere ou la nourice ne font pas bien fai-
nes , ou fi elles ne font point d'un bon tempérament , il vaudra toujours mieux nourir l'enfant

avec

avec du *gruau d'avoine* clair mêlé avec un peu
de lait , & donné à la température naturelle de
ce dernier ; pourvu néanmoins qu'on ait la précaution de n'en pas donner une trop grande
quantité.

Métaftafes laiteufes.

Il fe fait fouvent des *Métaftafes de lait* aux
extrémités , particuliérement aux mains & aux
articulations des genoux.

Ces métaftafes dépendent d'abord d'une furabondance , foit de lait dans les mamelles , ou
même d'humeurs lymphatiques dans tout le fyftême des vaiffeaux lymphatiques ; & en fecond
lieu , de fpafmes & d'irritations , qui occafionent des congeftions laiteufes & lymphatiques.

Quelquefois ces congeftions fe diffipent par
des boiffons délayantes & fudorifiques , & par
l'évacuation des caufes irritantes. Mais fouvent
elles fe terminent auffi par une efpece de fuppuration ; & plus fouvent encore elles laiffent des
tumeurs froides après elles , qui empêchent le
mouvement de la partie affectée ; & cette différence dépend de la qualité du lait dépofé. Un
refroidiffement , lorfque d'ailleurs l'humeur eft
faine & bénigne , n'occafione communément
qu'une tumeur froide indolente : tandis qu'au
contraire cette même humeur bénigne peut fe
corrompre à l'inftant par l'acrimonie des autres
humeurs , & par les paffions de l'ame , au point
de devenir âcre & fétide ; & dans ce cas, il eft

TOME II.   V

très-naturel que des dépôts d'un lait si corrompu produisent aussi des exulcérations malignes.

Ainsi, toutes les fois qu'on observe une surabondance de lait & une disposition aux spasmes, on doit employer les laxatifs légers, les boissons délayantes, & une diete peu nourissante. On agit de la même maniere, lorsqu'il y a déjà un dépôt formé.

Mais si l'on observe une fluctuation dans la tumeur, & si les remedes résolutifs ne produisent aucun effet, on doit ouvrir la tumeur pour évacuer l'humeur déposée.

Si enfin la tumeur est plutôt dure & froide, & qu'elle n'occupe que la main ou l'articulation du genou, il faut employer des résolutifs actifs. L'*emplâtre résolutif de Schmucker* & *l'emplâtre ammoniacal avec le mercure*, produisent souvent de bons effets: quoique de pareilles tumeurs soient quelquefois extrêmement opiniâtres.

On a des exemples de pareils *dépôts laiteux*, qui se sont formés même avant l'accouchement.

J'ai encore observé une suppuration dans le cerveau d'une femme qui, un an avant sa mort, avoit perdu son lait dans les couches, & qui étoit devenue maniaque : cette suppuration me parut, avec beaucoup de vraisemblance, avoir été la suite d'un ancien dépôt laiteux.

Fievre puerpérale.

Les accouchées sont sujetes à différentes fievres : mais il y en a une qu'on appelle & qu'on doit appeller spécialement *Fievre puerpérale*, afin d'éviter tout équivoque.

Cette fievre puerpérale , dont je parle ici, doit être accompagnée de douleurs distendantes & continuelles du bas-ventre.

Elle attaque les accouchées le second , le troisieme, le quatrieme , & même le huitieme ou le neuvieme jour. Quelquefois la douleur se manifeste après quelques heures du premier accès de la fievre ; mais quelquefois aussi les mouvemens fébriles peuvent continuer pendant quelques jours , sans aucune douleur du bas-ventre : & comme les accouchées sont sujetes (comme nous l'avons dit) à éprouver , soit une *fievre de lait* un peu continue , soit encore des fievres d'une autre espece ; on n'est pas en droit d'appeller une fievre, *Puerpérale* , avant qu'il se manifeste des symptômes au bas-ventre.

La marche de cette fievre varie beaucoup : quelquefois le lait, qui s'étoit déjà manifesté dans le sein , se détourne ; quelquefois les douleurs du bas-ventre surviennent pendant la *fievre de lait* , en sorte que la crise propre à cette derniere fievre , savoir la sécrétion du lait dans les mamelles , n'a point lieu ; quelquefois les lohies cessent , mais il arrive aussi souvent qu'elles coulent encore pendant quelque temps ; il y a même des cas , quoique rares , où elles ne discontinuent point du tout.

Rarement les douleurs se font sentir au fond du *bassin* ; le plus souvent elles se manifestent du côté des intestins ; & presque toujours le bas-ventre fe météorife en même temps, & ne peut fupporter l'attouchement fans douleur.

Dans le commencement, le ventre eft ordinairement conftipé : mais dans la fuite il furvient communément une diarrhée qui ne foulage que rarement.

Le pouls eft rarement plein & dur ; le plus fouvent il eft convulfif, & par-là même irrégulier.

Les autres phénomenes fe modifient d'après la nature de la fievre, qui peut varier beaucoup. Les diftinctions fuivantes peuvent fervir de divifions de cette maladie.

1°. La *fievre-de-lait* peut, par une difpofition particuliere, être fi violente, ou de telle nature, que fa crife n'ait point lieu, ou du moins qu'elle fe faffe dans un endroit peu convenable : & alors, du moment qu'il furvient des douleurs au bas-ventre, elle ceffe d'être *fievre de lait*, & devient *fievre puerpérale*.

2°. Il fe peut que la *fievre de lait* n'ait pas du tout lieu, ou qu'elle ait déjà ceffé, & qu'une nouvelle fievre lui fuccede, occafionée par quelque refroidiffement : fi à cette nouvelle fievre il furvient des douleurs au bas-ventre, c'eft encore une fievre puerpérale.

3°. Il fe peut auffi, qu'après l'accouchement, de violentes paffions de l'ame, qui l'ont précédé ou fuivi, donnent lieu à une fievre qui eft bientôt fuivie de douleurs au bas-ventre.

4°. Les fpafmes, la fuppreffion foudaine des lochies, les inflammations de la matrice, & d'autres parties , peuvent également occafioner cette fievre ; &

5°. Enfin (& c'eft le cas le plus ordinaire) une faburre bilieufe qui s'étoit ramaffée dans les premieres voies , peut après l'accouchement , & à la faveur de quelque conftitution épidémique regnante , occafioner une fievre ; qui fe change alors le plus fouvent en *fievre puerpérale*.

On voit par-là , que la nature de cette fievre varie beaucoup , & qu'on ne peut la définir que par les caufes qui l'ont précédée, & par les autres circonftances qui l'accompagnent.

C'eft tout le contraire du fymptôme effentiel de la fievre puerpérale ; favoir , les douleurs du bas-ventre : elles doivent abfolument avoir des caufes particulieres & déterminées , fur lefquelles les Auteurs ne font pas encore d'accord.

Des expériences que j'ai eu fouvent occafion de faire fur cette maladie , il réfulte :

1°. Qu'on trouve après la mort dans la cavité du bas-ventre une humeur puriforme d'un jaune verdâtre ;

2°. Qu'on trouve prefque toûjours une femblable humeur dans les *trompes de Fallope*, dont on peut l'exprimer ;

3°. Qu'il eft extrêmement rare que la partie interne de l'uterus s'enflamme ; & on n'obferve quelquefois qu'une érofion à la tunique extérieure des inteftins : il n'y a que les *ovaires* & les *trompes de Fallope*, que j'ai toujours trouvées enflammées & fphacelées ; quelquefois la face externe de la matrice l'étoit auffi.

Quelquefois l'*épiploon* eſt également affecté : mais j'ai vu des cas où l'*épiploon* étoit dans le meilleur état, nonobſtant la quantité de matiere puriforme qui ſe trouvoit dans le corps.

4°. Que très-ſouvent les mamelles contiennent la même matiere puriforme qu'on trouve dans la cavité du bas-ventre.

De toutes ces conſidérations, & de celles que j'ai expoſées ci-devant, je crois pouvoir conclure avec raiſon, que les douleurs du bas-ventre dépendent d'un *dépôt laiteux*.

La plûpart du temps, ce ſont les parties qui ont une ſympathie particuliere avec les mamelles, qui ſont attaquées, comme les *ovaires* & les *trompes de Fallope*.

Mais je ne puis aſſurer avec la même certitude, ſi cette humeur ſe jete auſſi ſur les inteſtins & ſur l'épiploon, & ſi elle s'épanche de là dans la cavité du bas-ventre; quoique la choſe ſoit extrêmement vraiſemblable, ſoit par les douleurs des inteſtins, & la diſpoſition à la diarrhée qu'on y obſerve, ſoit par cette humeur puriforme qu'on trouve ſouvent répandue ſur l'épiploon & ſur la face externe des inteſtins.

De plus, il n'eſt pas moins certain que ce dépôt laiteux occaſione une eſpece d'inflammation : mais les engorgemens des parties internes, de même que les tumeurs des articulations, dépendantes d'un dépôt laiteux, ſont d'une nature très-froide; c'eſt ce qui eſt prouvé par la marche ſouvent lente de la maladie, & par les inflammations des parties, qu'on obſerve après la mort;

inflammations qui ne font point du tout proporᵗionnées à la matiere puriforme. Cependant tout cela tient à la nature des caufes qui ont précédé, & à la qualité des humeurs. Le lait, comme je l'ai déjà dit, peut, par les paffions de l'ame, fe changer en une humeur âcre & fétide : & dans ce cas on a auffi plus à craindre une corruption gangréneufe des parties attaquées.

On doit tirer le prognoftic, non feulement de la métaftafe, mais encore de la qualité du lait ; ce qui dépend de la nature des caufes qui ont précédé, de l'état des humeurs, & de la conftitution épidémique.

On doit par conféquent, dans le diagnoftic & dans le traitement de cette maladie, faire attention à ces deux chofes :

1°. A la métaftafe & à la congeftion du lait dans les vifceres du bas-ventre ; &

2°. Aux caufes de cette métaftafe & de cette congeftion.

Pour ce qui eft de la premiere, il faut d'abord prendre garde que rien ne s'oppofe à la fécrétion du lait dans les mamelles. Pour cet effet, ont doit ménager, autant qu'il eft poffible, les forces de l'accouchée, en tâchant néanmoins d'écarter toutes les caufes qui pourroient occafioner quelque irritation particuliere. Ainfi, l'on doit prefcrire une diete nouriffante, fans qu'elle foit cependant échauffante ; & tout le régime doit être plutôt froid que chaud. S'il y a faburre & des crudités, il faut purger les premieres voies par de légers évacuants, & par des délayants :

& s'il y a des spasmes sans aucune cause manifeste , on tâchera de les calmer par des lavemens
émollients , & par des remedes antispasmodiques.
La *fievre de lait* même , dès qu'elle paroît trop
violente , doit être modérée par l'usage des tempérants & des légers diaphorétiques.

Lorsque la sécrétion est déjà faite , mais qu'il
y a une surabondance de lait , on doit favoriser
son écoulement par l'usage soutenu de la *sucion* ;
& tâcher d'en modérer la sécrétion trop copieuse
par la saignée , par de légers laxatifs , par une
abondante boisson d'eau , dans laquelle on aura
dissous un peu de *nitre* , & par une diete légere.

Aussitôt qu'on apperçoit des irritations & des
tensions , on doit avoir recours aux remedes émolliens & antispasmodiques , afin de prévenir la
congestion ou la métastase du lait & des humeurs
lymphatiques.

Enfin , si les douleurs du bas - ventre annoncent un dépôt laiteux , ou un engorgement d'humeurs lymphatiques , & que la malade ait été
précédemment exposée au froid , on cherche
d'abord à remédier aux tensions , en appliquant
sur le bas-ventre des cataplasmes & des linimens
émollients & antispasmodiques , & en faisant
prendre des lavemens émollients ; & immédiatement après , on tâche d'opérer la résolution &
la dissipation de l'humeur déposée , par le *camphre*
& par l'usage abondant des boissons tiedes , où
l'on aura dissout un peu de *nitre*.

Si l'on présume que la maladie dépend de
frayeur ,

frayeur, ou de colere, on se sert d'un léger laxatif mêlé avec un peu d'*opium*.

En cas de saburre bilieuse, on tâche le plutôt possible de la rendre mobile par le moyen des digestifs, & de l'évacuer par l'émétique.

Si ce sont d'autres maladies qui, par une irritation sympathique, ont causé la congestion & la métastase du lait, on cherche à combatre ces maladies selon le besoin.

La métastase du lait paroît bien occasioner une espece d'inflammation : mais la marche, souvent lente, de la maladie, & les raisons que nous avons déjà rapportées, semblent prouver que cette inflammation est le plus souvent foible, & qu'elle n'a lieu que vers la fin de la maladie. Ainsi les douleurs du bas-ventre, n'indiquent point par elles-mêmes la saignée ; parce qu'elles sont plutôt spasmodiques, que de nature inflammatoire. La saignée est encore moins indiquée, toutes les fois qu'en général la malade n'est point pléthorique, qu'elle a déjà perdu beaucoup de sang pendant l'accouchement, & que le flux des lochies se fait encore convenablement. Mais si elle est absolument pléthorique ; si son pouls est plein ; s'il y a surabondance de lait ; si la douleur est plutôt fixe que distendante ; & si les lochies ont cessé, ou si elles n'ont pas suffisamment coulé : on est alors fondé à pratiquer la saignée ; & d'autant plus, qu'on peut, en diminuant la masse du sang, empêcher en même - temps la sécrétion du lait, &

favorifer la réforption des humeurs déjà épanchées.

Si l'on veut en même temps favorifer le flux
des lochies , on peut pratiquer la faignée au
pied , ou bien appliquer en même temps des
fangfues aux parties génitales.

Ce qui regarde la faignée , peut être auffi appli-
cable aux *véficatoires*. On ne doit pas abfolument les négliger , toutes les fois qu'on a lieu
de préfumer une véritable inflammation : mais
s'il y a plus d'éréthifme que d'inflammation , ils
peuvent nuire par leur irritation , & occafioner
de nouvelles congeftions.

Quand la maladie a déjà duré quelque temps ,
il eft à craindre que l'humeur ne foit épanchée
dans le bas-ventre : & dans ce cas, tout dépend
de l'évacuation de cette humeur par les felles
ou par la matrice. On donne par conféquent de
légers *déterfifs* ; on cherche à prévenir les fpafmes ; on modere la fievre entretenue par l'humeur abforbée , par l'ufage du *fel ammoniac* ;
& l'on donne à petites dofes la *manne* , ou les
pilules balfamiques , dans l'ufage defquelles
cependant il faut être extrêmement circonfpect.
Si l'on obferve que l'humeur tend à s'évacuer
par la peau (ce qui arrive pourtant très-rarement , lorfque la maladie eft fort avancée) , on
a recours aux *diaphorétiques*.

Inflammation de la matrice.

Quand les *lochies* se suppriment tout-à-coup , ou quand l'*uterus* a été fort irrité ou lésé pendant l'accouchement , il survient une maladie que les Auteurs apellent *Métrite*. On ne doit point la confondre avec la *fievre puerpérale* , quoiqu'elle puisse très-facilement occasioner des congestions & des dépôts laiteux dans le bas-ventre , & par-là même la *fievre puerpérale* , & qu'il soit par conséquent très-rare qu'elle se présente seule.

Dans le traitement, on tâche d'abord de régler le *flux des lochies* , d'après les circonstances & l'hémorrhagie qui a précédé , en sorte qu'il ne soit ni excessif ni trop foible. On cherche à écarter tout ce qui pourroit occasioner des congestions vers la matrice : on diminue par conséquent la pléthore , on purge les premieres voies ; on calme l'orgasme des humeurs ; si la matrice ne se contracte pas convenablement , on tâche d'y remédier par des fomentations & des injections d'eau froide ; s'il est resté quelque chose de l'*arriere-faix* , dont la présence irrite la matrice & l'enflamme , on cherche à favoriser le flux des lochies par les bains de pieds, ceux de vapeurs, & par l'application des sangsues ; s'il a précédé un refroidissement , & qu'on ait lieu de présumer quelque engorgement d'acrimonie rhumatismale , on applique des vésicatoires sur la région du pubis , & l'on donne intérieurement des remedes tempérants , résolutifs & camphrés.

Inflammation des poumons.

Soit par les grands efforts de l'accouchement, soit par l'exposition au froid après un échauffement, il arrive souvent aux femmes en couche une espece de *Péripneumonie*, ou plutôt une *Esquinancie de poitrine*.

Le commencement de cette maladie s'annonce par une toux violente, opiniâtre & suffocante, par la fievre, par des congestions à la tête, & par un sentiment de pression & d'anxiété dans la poitrine.

La maladie, si on ne la prévient point dès sa premiere invasion, est suivie de mort, ou de consomption. Ainsi, l'on doit avoir une attention particuliere à la toux des accouchées; & employer aussi-tôt la méthode antiphlogistique, pourvu qu'on évite d'occasioner de l'irritation, & par là même une métastase de lait dans les parties internes. Cela est d'autant plus difficile, qu'il est presque indispensable de sevrer l'enfant, & de procurer l'évacuation du lait. Heureusement ces deux objets ne contre-indiquent point la méthode antiphlogistique, qu'il faut dès-lors employer dans toute son étendue. Mais on doit en même temps avoir égard aux autres causes de congestions sur la poitrine, qui pourroient s'y rencontrer, & qu'on doit combatre : ce qu'il faut opérer avec d'autant plus de promptitude, que la malade sera d'un naturel vif, qu'elle comptera trop sur ses forces, & qu'elle en abu-

fera fecrétement. Il faut pour cela faire attention
à tout ce qui fe paffe dans les couches.

Fievre éryfipélateufe.

Il fe manifefte fouvent des inflammations éry-
fipélateufes fur le fein & fur les mains des femmes en couche.

Comme dans ce cas il eft toujours queftion
d'écarter toutes les caufes irritantes ; & que l'inflammation du fein doit interrompre la fucion ,
il faut s'empreffer à fournir les fecours néceffai-
res , dès qu'on s'apperçoit d'une pareille inflammation , qui eft rarement , ou qui n'eft peut-être
jamais l'effet d'une congeftion laiteufe , mais qui
dépend toujours d'une acrimonie bilieufe. Ces
fecours confiftent principalement dans l'ufage des
délayants & des évacuants.

Quant aux remedes externes , il fuffit d'appliquer un linge camphré ; & de faire tirer le lait ,
autant qu'il eft poffible , mais il ne faut pas le
faire tirer par l'enfant.

Si la tumeur enflammée ne fe réfout pas bientôt
après l'ufage des remédes évacuants , il faut y
appliquer des cataplafmes ; & il ne faut point
différer trop long-temps l'ouverturé , fi l'on veut
prévenir une longue exulcération.

Eclampfie.

Les femmes en couche font d'autant plus fujetes à des mouvemens épileptiques , que ce font
les parties les plus irritables & les plus fenfibles
de leur corps qui fe trouvent affectées.

Les paffions de l'ame font communément les caufes occafionelles de cette affection.

Le lait en eft également altéré ; mais il paroît que cette altération n'eft qu'une fuite de là maladie J'ai obfervé un cas , où le lait s'étoit détourné du fein à la fuite d'une frayeur , & où ce qui reftoit , rendoit une odeur fétide & défagréable , & avoit une couleur jaunâtre Il conferva cette qualité long-temps après que les fpafmes eurent ceffé.

Cette maladie prouve évidemment , combien il eft néceffaire de borner l'idée de la *fievre puerpérale* proprement dite , à la fievre accompagnée de douleurs conftantes dans les inteftins.

J'ai fouvent obfervé dans l'*Eclampfie* , une forte fievre , & j'ai quelquefois été obligé de faigner jufqu'à cinq fois dans l'efpace de vingt-quatre heures : mais la marche de cette maladie eft toute différente de celle de la *fievre puerpérale* dont nous avons parlé ci-devant.

Dans le traitement des mouvemens épileptiques , il s'agit principalement de diminuer l'éréthifme par des remedes délayants & émollients ; & de favorifer la fueur.

Sous ce point de vue les faignées peuvent , fuivant les circonftances , être fort utiles. On combine les remedes tempérants avec les narcotiques ; & afin de prévenir les métaftafes , on tâche d'évacuer le peu de lait corrompu qui refte dans le fein , par le moyen des émollients & par la fucion. On cherche en général à détruire toutes les caufes irritantes. Les vers font la caufe la plus ordinaire des convulfions.

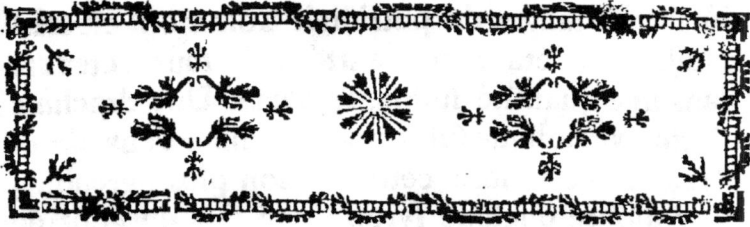

CHOIX

ET

APPLICATION PRÉCISE

DES REMÈDES.

ON me feroit tort, si l'on croyoit que je regarde comme inutiles ou comme inefficaces tous les remedes dont je ne fais point mention dans le Formulaire suivant. Je n'y rapporte que ceux que je connois par ma propre expérience, ou de la vertu desquels je suis convaincu par celle des autres. Peut-être s'en trouvera-t-il dont on pourroit se passer, ou qu'on pourroit remplacer par d'autres avec plus d'avantage. Des expériences ultérieures corrigeront ce qui est maintenant défectueux.

Acide vitriolique.

Cet acide s'oppose à la dissolution putride du sang, & est un des plus forts *antiseptiques*. On le donne par conséquent dans toutes les fievres

où il y a danger de putridité. Comme il est très
caustique, étant concentré, il faut l'étendre
dans une quantité suffisante d'eau. Une drachme
d'acide vitriolique suffit pour aciduler deux pintes
d'eau. Pour rendre cette boisson plus agréable,
on y ajoute quelque syrop, qui soit du goût du
malade. Voyez *Mixture acide.* Dans un haut
degré de putridité, on peut donner l'acide vitriolique aux adultes, de la manière que nous venons
d'exposer, à la dose d'une drachme par jour.
Quant aux enfans, comme il est souvent difficile
de leur en faire prendre, on pourra le remplacer
par l'*alun.* L'acide vitriolique a très-souvent produit de bons effets dans la gale : sa dose dans
ce cas ne doit pas être aussi forte ; une demi-
drachme par jour suffit.

AIR FIXE. J'entens par *Air fixe*, ce que quelques Auteurs modernes appellent aussi *Acide
aérien*, & qui se dégage de la fermentation,
ou bien de la combinaison des alcalis ou des terres
avec les acides. Cet air agit d'abord comme
antiseptique, soit par son acidité, soit parce
qu'il empêche le mouvement interne des parties
fluides & susceptibles de fermentation. On peut
par conséquent l'employer avec avantage dans
les ulceres malins externes. Pour cet effet, on en
fait remplir des bouteilles chez un Brasseur, en
les tenant quelque temps sur la chaudiere, pendant que le liquide y fermente, & en les bou-
chant ensuite ; ou bien en mettant dans un vase,
de l'*acide vitriolique* étendu & de la *craie*, & en
présentant la partie affectée à la vapeur, qui

monte

monte pendant l'effervescence. Intérieurement on ne l'emploie que de deux manieres. On le donne mêlé avec de l'eau : & cette eau , ainsi imprégnée d'air fixe , ne differe de *l'eau de Selter* , qu'en ce que cette derniere contient de plus quelques parties salines. Une telle eau produit certainement de très-bons effets dans les suppurations internes. La seconde maniere de s'en servir consiste à faire prendre au malade quelque sel alcali , ou quelque terre avec un acide , de maniere que l'air fixe se dégage de la combinaison de ces substances dans l'estomac même , & qu'il y soit absorbé. En voici le procédé :

℞. Sel de tartre purifié *deux drachmes* ; faites dissoudre dans *douze onces* d'eau distillée ; signez N°. 1. Calculez ensuite la quantité d'acide vitriolique qui est nécessaire pour saturer ces deux drachmes de sel alcali. Cette quantité trouvée , mêlez-la également avec douze onces d'eau , & signez N°. 2. On fait prendre ensuite une demi-tasse du N°. 1. & immédiatement après une égale quantité du N°. 2. : & l'on répete cette dose chaque heure ou de deux en deux heures.

Pris de cette maniere , l'air fixe qui se dégage de ces substances , produit les effets suivants :

1°. Dans la *phthisie pituiteuse* , il est d'une si grande efficacité , que souvent seul il en opere la guérison : vraisemblablement, parce qu'il corrige les humeurs , & qu'il redonne en même temps aux poumons le *ton* qu'ils avoient perdu.

2°. Dans les douleurs du *calcul* , il agit comme anodyn , vraisemblablement en s'opposant à la

TOME II.   Y

formation de la pituite, qui eſt ſouvent la cauſ
occaſionelle de cette maladie. Je n'ai point vu
d'après mes expériences, qu'il poſſede la vertu
lithotriptique. S'il a quelquefois favoriſé l'excré
tion du calcul & du gravier, on doit plutôt regarder cet effet comme une ſuite de la vertu qu'i
a d'augmenter le ton des parties.

3°. Il poſſede la vertu de provoquer des *hémorrhagies* : c'eſt pour cela qu'on doit être circonſpeⒸ
dans ſon uſage chez les phthiſiques, & l'abandonner dès qu'il excite des reſſerremens dans la
poitrine ; autrement on riſqueroit d'occaſioner
une *hémoptyſie*. Mais on peut au contraire l'employer avec ſuccès, toutes les fois qu'on veut favoriſer des hémorrhagies, telles que les *regles*
& les *hémorrhoïdes*, & qu'on y obſerve d'ailleurs des efforts de la part de la Nature. Son efficacité paroît ſur-tout, lorſqu'on veut décider un
flux hémorrhoïdal, en l'introduiſant dans les inteſtins en forme de lavement. Mais ſi c'eſt le flux
menſtruel qu'on ſe propoſe de décider, & qu'on
doive ſur-tout prévenir le flux hémorrhoïdal : il
ne faut point alors l'introduire dans les inteſtins,
mais le faire paſſer plutôt dans l'eſtomac de la
maniere que nous avons déjà indiquée, en faiſant diſſoudre, conjointement avec le ſel alcali,
un peu de la maſſe des *pilules balſamiques*. Je
dois cependant avouer qu'en général il ne m'a
pas beaucoup réuſſi pour le rétabliſſement du flux
menſtruel.

4°. Il corrige les humeurs âcres & rances de
l'eſtomac. On s'en ſert par conſéquent avec avan-

tage dans *l'ardeur d'eſtomac* ou *ſoda* , en le donnant de la maniere ſuivante :

℞. Crême de tartre *deux ſcrupules* ; magnéſie
de ſel commun *un ſcrupule* ; mêlez , faites une
poudre , & diviſez en quatre paquets. On en
prendra un de deux en deux heures.

C'eſt auſſi ſur quoi paroît être fondée la vertu
de *l'antiémétique* connu de *Riviere* (9). Comme
on y mêle du ſel d'abſinthe avec du ſuc de citron ,
& qu'on le fait prendre pendant l'efferveſcence
de ces deux ſubſtances , il eſt vraiſemblable qu'il
n'agit qu'en adouciſſant les humeurs âcres & irritantes , & en les évacuant.

5°. Enfin , l'air fixe eſt employé quelquefois
avec ſuccès dans la *paralyſie*. J'ai guéri , il n'y a
pas long-temps , une paralytique qui ne pouvoit
ſe tenir debout , ni marcher , en lui adminiſtrant
uniquement l'air fixe de la maniere que je viens
d'indiquer.

ALOÉS. C'eſt un *purgatif* draſtique , & à
cauſe de ſon amertume un bon *anthelminthique*.
Comme il eſt très irritant & réſolutif en même

---

(9) Cet antiémétique , ſelon *Riviere* (Prax. med. L. IX.
c. VII. p. 284.) ſe fait d'un ſcrupule de ſel d'abſinthe délayé
dans une cuillere de ſuc de citron. Quelques-uns y ajoutent
l'eau de menthe : & l'on ſait qu'*Hippocrate* attribuoit à la
menthe une vertu antiémétique (L. 2. de diæt. S. XVI.)
Pour ce qui eſt du ſel d'abſinthe , ſi la vertu de ce remede
ne dépend que de l'air fixe , comme le penſe M. *Selle* :
on peut conclure que tout ſel lixiviel eſt propre à cet uſage ,
pourvu qu'on le prenne dans l'acte même de ſon efferveſcence avec un acide.

temps, on l'emploie avec avantage dans les obftructions des vifceres du bas-ventre. Il provoque
de plus les hémorrhagies : mais il échauffe auffi
facilement ; & l'on ne doit par conféquent l'employer que chez les perfonnes d'une conftitution
pituiteufe, & dans les *maladies cachectiques.*
C'eft par la même raifon qu'il faut être circonfpeét
dans la dofe, & n'en donner guere que *dix grains*
à la fois. On doit s'abftenir de fon ufage, toutes
les fois qu'on a à craindre des congeftions de
fang dans la matrice, ou dans les vaiffeaux hémorrhoïdaux. Voyez *Pilules balfamiques.* A raifon de fa vertu réfolutive, l'aloès entre encore
dans la compofition des *collyres* réfolutifs.
Voyez *Eau ophthalmique* réfolutive.

ALUN. C'eft un remede aftringent & antifeptique. On l'emploie dans les *coliques* continuelles qui dépendent du relâchement des inteftins ;
comme auffi dans l'*incontinence d'urine*, dans
les *fievres putrides*, & particuliérement dans la
petite-vérole putride des enfans, à caufe de la
facilité qu'on a de le leur faire prendre. On en
diffout quelques grains dans un liquide, qu'on
donne à l'enfant par petites cuillerées. On peut
fucceffivement en augmenter la dofe jufqu'à dix
ou douze grains, & même jufqu'à un fcrupule
par jour. Dans les coliques & dans l'incontinence
d'urine, on peut la porter fucceffivement jufqu'à une drachme par jour, fans en craindre
aucun inconvénient.

ARSENIC. Ce remede a été long-temps banni
de la matiere médicale, malgré les expériences

qu'on avoit de fes bons effets : mais depuis qu'on
fe fert fans crainte des fels mercuriels cauftiques,
l'arfenic ne devoit pas être rejeté par la feule
raifon qu'il eft corrofif. J'en ai vu de bons effets
manifeftes dans une affection carcinomateufe :
& dans une maladie fi opiniâtre, on peut auffi
avoir recours à des remedes extraordinaires. La
formule de *Le Febure*, que j'ai fuivie, eft celle-ci.

℞. Arfenic blanc *deux grains*, fucre blanc *une
drachme* ; mêlez exactement & diffolvez dans
deux livres d'eau diftillée.

On en fait prendre d'abord une pleine cuillere
tous les matins à jeun avec du lait pendant huit
jours : on peut enfuite répéter la même dofe deux
ou trois fois par jour. Extérieurement on emploie
cette diffolution, telle qu'elle eft. Les Anciens
fe fervoient fouvent dans les maladies dépendantes d'une lymphe corrompue, de la *fandaraque
minérale*, qui n'eft autre chofe que l'arfenic combiné avec le foufre.

BAIES DE GENIEVRE. Les baies de genievre ont une vertu fort approchante de celle de la
térébenthine. On peut par conféquent les donner
en infufion, comme diurétiques, dans les *hydropifies avec relâchement.* Voyez *Efpeces dépuratives.*

BEURE D'ANTIMOINE. C'eft la diffolution
du *régule d'Antimoine* dans l'*acide marin.* Il eft
extrêmement cauftique : mais il poffede en même
temps une vertu réfolutive & atténuante très-
forte. Ainfi on peut l'employer avec avantage
dans les *taches de la cornée* & dans les *ftaphy-*

lômes, après avoir tenté les autres remedes inutilement. On doit l'appliquer avec précaution : on y trempe l'extrémité de la barbe d'une plume, avec laquelle on touche légerement l'endroit affecté. Les larmes excitées par cette irritation, servent à délayer suffisamment le remede & à en prévenir les inconvéniens.

BOIS DE CAMPÉCHE. D'après de nouvelles expériences, ce bois possede une vertu astringente & adoucissante : & differe des autres remedes qui lui sont analogues, en ce qu'il n'est ni irritant ni échauffant.

BOIS DE GAYAC. On l'appelle aussi *bois-saint* (lignum sanctum). Ce sont à la vérité deux bois différents dans l'Histoire Naturelle : mais cette distinction devient inutile pour le Médecin, qui est obligé de s'en rapporter à l'Apothicaire. Le véritable bois de gayac, est plus pesant & plus résineux que le bois-saint. C'est un très-bon résolutif, dont les Indiens se servent pour la guérison de la *vérole*. Chez nous on l'emploie en décoction avec avantage, lorsque le virus vérolique est déjà fort enraciné, & sur-tout dans les douleurs vénériennes des membres. Comme l'usage fréquent des tisanes affoiblit l'estomac, la meilleure maniere de l'administrer seroit d'en faire bouillir quatre onces dans deux pintes d'eau, jusques à la réduction de moitié, & d'en faire prendre à chaud quelques onces matin & soir. De cette maniere on favorise en même temps la transpiration : car il paroît que ce remede ne produit les bons effets qu'on lui attribue dans les

Pays chauds, que parce qu'il détermine la chaleur du côté de la peau. De plus, il est certain
qu'il agit facilement par les selles, toutes les fois
que la transpiration n'a pas lieu : & cet effet ne
doit pas être aussi salutaire que celui de la transpiration. Au reste, on doit, à raison de sa vertu
très-irritante, être circonspect dans son usage,
chez les personnes d'un tempérament sec &
irritable.

BOIS DE GENIEVRE. C'est un remede dépuratif & diurétique. Voyez *Especes dépuratives.*

BOIS DE QUASSIA. Ce bois agit comme
antiseptique, résolutif & fortifiant. On l'a par
conséquent employé avec succès dans les *fievres
putrides*, & dans les *maladies arthritiques* :
parce qu'il résout les humeurs en même temps
qu'il fortifie le système nerveux & qu'il n'empêche aucune excrétion. La meilleure maniere de
s'en servir est de le donner en infusion. On en fait
bouillir quelques drachmes dans une livre d'eau ;
& l'on en donne une cuillere & même une demi-
tasse toutes les heures.

BON-HENRI. La plante récente est employée
avec beaucoup d'avantage extérieurement dans
les exanthêmes, & leur procure une bonne
suppuration.

BOULES DE MARS. On dissout le *fer* dans
l'*acide tartareux* ; on concentre cette dissolution
& on en forme ensuite des boules du poids d'une
demi jusqu'à une once, dont on se sert pour im-
prégner les bains froids de parties de fer. Pour
cet effet, on dissout quelques drachmes de ces

boules dans l'eau chaude, & l'on jete cette diffolution dans le bain.

BUSSEROLE ou *RAISIN D'OURS*. Cette
plante, prife à la dofe d'une demi-drachme par
jour, a produit de bons effets dans le *calcul*.

CAMPHRE. Le *camphre* s'oppofe à la putridité, poffede une vertu réfolutive, & agit beaucoup fur l'organe de la peau. Il eft par conféquent très-avantageux dans toutes les *fievres*, où
l'on a à craindre la *putridité*, & dans lefquelles
cependant on a en même temps à réfoudre des
ftafes inflammatoires, & à favorifer la tranfpiration. La meilleure maniere de l'adminiftrer
dans ce cas, eft de le donner trituré avec du
fucre, à la dofe d'un jufqu'à quatre grains de deux
en deux heures. Cependant il a cela de particulier, que certains eftomacs ne peuvent le fupporter ; ce qu'on doit obferver dans fon ufage.
On ne doit pas non plus l'employer toutes les
fois qu'on fe propofe de favorifer la fécrétion des
urines, par la raifon qu'il diminue cette fécrétion.
C'eft par cette même raifon, qu'il eft encore employé très-avantageufement dans les cas où l'on
a pris des diurétiques un peu trop actifs, ou que
l'ufage des *cantharides* a occafioné quelque *difficulté d'uriner*. On le donne alors dans des émulfions. Souvent il rend inhabiles à la génération
ceux qui en font un ufage immodéré : ce qui vient
peut-être de la vertu même qu'il a d'empêcher
fi fortement les congeftions des humeurs vers
les parties génitales. Chez les *mélancholiques*,
il agit fouvent comme fpécifique, fi on l'adminiftre

niftre à des dofes augmentées fucceffivement jufqu'à une demi-once par jour : cependant il n'eft
pas facile de décider fi dans ce cas il agit immédiatement fur les nerfs , ou fi fon action dépend de ce qu'il diffipe des obftructions opiniâtres.

CANTHARIDES. Les cantharides , appliquées
extérieurement , ont une vertu réfolutive & déri-
vative. Voyez *Emplâtre véficatoire.* Prifes intérieurement , c'eft un diurétique violent , qu'on
n'emploie que dans les *gonorrhées fimples* opiniâtres , & dans l'*incontinence d'urine* dépendante de relâchement. Voyez *Teinture de cantharides.* Leur action fur les voies urinaires eft
telle , qu'à la dofe d'un grain , elles peuvent
occafioner les *ftranguries* les plus fortes & le
piffement de fang. Le *camphre* dans ce cas eft
leur véritable antidote : non feulement il détruit
leur action , mais encore il la prévient. On peut
encore fe fervir des cantharides à titre de remede
réfolutif. Je les ai quelquefois employées avec
fuccès dans les *tumeurs blanches des articulations.*

CASTOREUM. C'eft un remede antihyftérique ; & il agit fouvent par fa feule odeur. On
s'en fert à la dofe de dix à vingt grains toutes les
fois qu'on n'a point d'indication pour d'autres
remedes , tels , par exemple , que l'*opium* & l'*affa-
fétida* ; ou qu'on a lieu de craindre que l'*opium*
ne produife des obftructions.

CENTAURÉE (PETITE) C'eft une plante
amere , qui poffede une vertu réfolutive & fortifiante. On fe fert de fon extrait , tiré de fes

sommités fleuries. Voyez *Extrait de petite cen-*
taurée.

CIGUË. On entend par ce mot, non la ciguë
proprement dite *cicuta virosa*, mais le *conium*
maculatum de Linné : c'est à quoi on doit faire
attention. On a beaucoup vanté la ciguë pour le
cancer, pour les *indurations scrofuleuses* & pour
les *obstructions* : & il n'est pas douteux qu'on
n'en ait quelquefois éprouvé de bons effets, quoiqu'on l'ait employée le plus souvent sans succès.
Ce seroit un avantage pour la Médecine, si l'on
pouvoit déterminer les cas où la ciguë peut être
efficace. La maniere de l'administrer la plus convenable, est de la donner en pilules, composées
de la plante récente pulvérisée, & de son extrait
par parties égales. On peut commencer par un
jusqu'à deux grains, & en augmenter successivement la dose. Je l'ai employée de cette maniere
jusqu'à la dose de cent grains par jour, sans
aucun inconvénient ; & j'en ai vu quelquefois de
bons effets. Elle paroît cependant affecter le systême nerveux ; & occasione souvent des vertiges
opiniâtres, qu'on doit tâcher de dissiper par
l'usage soutenu des acides végétaux. Elle produit
aussi quelquefois au visage & sur la tumeur des
parties affectées, des pustules érysipélateuses :
mais je ne puis assurer si l'on doit regarder ces
pustules comme une éruption dépendante de
l'acrimonie scrofuleuse & maligne, qui existe
déjà dans le corps, & occasionée par l'usage
de la ciguë, ou si elles sont le produit de la
ciguë même ; du moins je n'ai pas encore

affez d'expériences fur cette matiere.

CLOPORTES. Ils font légerement diurétiques ; & on les emploie à la dofe de *dix grains* toutes les fois qu'on fe propofe de provoquer les urines fans beaucoup irriter.

COCHLEARIA. Il tient le premier rang parmi les plantes *antifcorbutiques*. Celui de *Groenland* eft préférable au cochlearia ordinaire : mais on doit fe fervir de la plante récente. Voyez *Conferve antifcorbutique*.

CONSERVE ANTISCORBUTIQUE. ℞. Cochlearia de Groenland récent , creffon de fontaine , trefle d'eau , de chaque *parties égales*, fucre blanc *q. S.* ; mêlez , faites une conferve.

On peut fe fervir avec avantage de cette conferve pendant l'hiver , dans une difpofition *fcorbutique* des humeurs.

CRÉME DE TARTRE. C'eft un très bon laxatif dans le cas de faburre putride-bilieufe. La meilleure maniere de s'en fervir , eft de la donner dans la boiffon ordinaire.

On en fait bouillir dans un pot de terre *deux onces* avec *une pinte & demie* d'eau , on la décante , & l'on y ajoute du miel ou du fucre.

La créme de tartre dépouillée par des préparations chymiques de tout fon alcali , & mêlée enfuite avec du miel , ou mieux encore avec la manne , fournit un fyrop qu'on peut conferver , & qui eft un excellent laxatif antiphlogiftique.

DISSOLUTION DE MYRRHE. Voyez *Myrrhe*.

EAU D'ARQUEBUSADE DE THEDEN. ℞. Eau d'ofeille , efprit de vin rectifié , de chaque *trois livres*, fucre blanc *une livre*, efprit de vitriol *dix onces* ; mêlez & gardez pour l'ufage.

C'eft un remede non feulement antiphlogiftique, mais encore antifeptique, dont on peut fe fervir avec fuccès dans les *ulceres fcorbutiques* & dans les *inflammations putrides*.

EAU DE CANELLE avec ou fans vin. Comme la *canelle* échauffe facilement, on ne doit employer fon *eau* qu'extérieurement & dans le cas d'affoibliffemens chroniques confidérables. On s'en fert encore pour diffoudre les *extraits amers*, qu'on donne dans les foibleffes particulieres de l'eftomac & des inteftins.

EAU DE FÉNOUIL. Cette eau eft un bon véhicule des remedes antifpafmodiques, à raifon de la vertu qu'elle poffede de chaffer en même temps les vents.

EAU DE FLEURS DE CAMOMILLE avec ou fans vin. L'eau de fleurs de camomille *fans vin*, eft le meilleur véhicule de toutes les mixtures rafraîchiffantes & antifpafmodiques. Celle *avec le vin*, donnée par cuillerée toutes les heures, eft quelquefois employée avec avantage dans les *fpafmes* qui dépendent de *foibleffe*. On pourroit encore s'en fervir pour diffoudre le *nitre* & le donner fous cette forme, dans les cas où il y a à la fois foibleffe, orgafme des humeurs & fpafme.

EAU DE FLEURS DE SUREAU. C'eft le meilleur véhicule pour la compofition des mixtures fudorifiques.

EAU DE MENTHE avec ou fans vin. Cette

eau poſſede à-peu-près même vertu que l'*eau de Camomille* : mais comme il y a des malades qui ont de l'averſion pour l'une ou pour l'autre, j'ai cru devoir les rapporter toutes deux. *L'eau de menthe* eſt beaucoup plus active lorſqu'elle eſt préparée avec la *menthe poivrée*.

EAU OPHTHALMIQUE FORTIFIANTE.
℞. Eau de camomille ſans vin *huit onces*, extrait de Saturne, eſprit de vin camphré, de chaque *deux drachmes*, vitriol blanc *une drachme* ; mêlez & gardez pour l'uſage.

On emploie cette eau avec beaucoup d'avantage dans l'*épiphore* & dans la *lippitude*.

EAU OPHTHALMIQUE RÉSOLUTIVE.
℞. Eau de camomille ſans vin . *ſix onces*, vin émétique *deux onces*, eſſence d'aloès, diſſolution de myrrhe, de chaque *deux drachmes* ; mêlez & gardez pour l'uſage.

Cette eau eſt très-utile dans les *taches de la cornée* & dans les *ſtaphylômes*. On en laiſſe tomber quelques goutes dans l'œil, ce qu'on répete pluſieurs fois par jour : & ſi elle irrite trop dans le commencement, on peut l'étendre dans une plus grande quantité d'eau.

EAU PHAGÉDÉNIQUE. Suivant la formule ordinaire, on prépare cette *eau* avec le *ſublimé* & l'*eau de chaux* : mais comme cette derniere eau varie beaucoup dans ſon degré d'activité, & que ſouvent elle eſt vieille & ſans force, on fait mieux d'étendre la *diſſolution de mercure dans l'acide nitreux* (dont nous parlerons dans la ſuite) avec quantité ſuffiſante d'eau diſtillée, & de l'employer pour mondifier des *ulceres malins*.

ÉCAILLES D'HUITRES PRÉPARÉES. Elles font abforbantes. On peut les employer au défaut d'*yeux d'écreviffes* ; ou lorfqu'on a quelque raifon de s'abftenir de la *magnéfie du fel commun*, qui eft d'ailleurs préférable. On ne les emploie guere feules ; mais on les mêle avec d'autres remedes, tels que la *rhubarbe*, & on les donne avec avantage dans les aigres des premieres voies. Elles fourniffent encore un bon remede tempérant, quand on les fature de quelque acide végétal. Voyez *Mixture rafraîchiffante*.

ÉCORCE DE CANELLE. On emploie l'eau diftillée de cette écorce. Voyez *Eau de Canelle*. L'*huile de canelle* eft trop échauffante : ainfi, on doit fe contenter de l'*eau*, d'autant plus qu'elle contient toujours une partie de cette huile.

ÉCORCE DE CASCARILLE. La *Cafcarille* differe du *Quinquina* en ce qu'elle eft moins aftringente & un peu plus échauffante. Ainfi je la préfere au quinquina dans les *fievres continuës malignes* & dans les *dyfenteries*, par la raifon qu'elle s'oppofe moins aux évacuations, en même temps qu'elle pouffe par la fueur. Auffi, doit-on, à caufe de fa vertu échauffante, la donner à moindre dofe que le quinquina.

ÉCORCE DE QUINQUINA. Les principales vertus du *Quinquina* font de s'oppofer à la putridité, & de fortifier le fyftême nerveux. On l'emploie par conféquent dans les *fievres putrides, malignes*, & dans les *fievres intermittentes*, dans la *phthisie pituiteuse*, & dans tous les cas d'*affoiblissement*.

Dans les fievres putrides, on ne doit l'administrer que dans le temps de la rémission, & il ne faut donner que son infusion aqueuse, qu'on fait prendre à cuillerée toutes les heures : autrement il pourroit empêcher les évacuations critiques, & occasioner dès-lors des métastases fâcheuses. Dans les fievres nerveuses, il faut le mêler avec les sudorifiques : on peut pour cet effet mêler son infusion avec la *mixture diaphorétique* par parties égales. En général, dans les fievres continues, on ne le donne que lorsqu'on a lieu de présumer que le système nerveux est intéressé. Dans les intermittentes, on le donne en substance pendant les intervalles libres, après avoir purgé convénablement. Dans les fievres quartes, où l'on a de plus à craindre des obstructions, on doit d'abord l'administrer mêlé avec le *sel ammoniac*. On peut faire prendre au malade de deux en deux heures *un scrupule* de *quinquina* avec *dix grains* de *sel ammoniac*. S'il n'occasione ni constipation ni diarrhée, on peut abandonner ce sel & augmenter la dose du quinquina. Dans les intermittentes malignes, il faut le donner dès le premier intervalle libre, à la dose d'*une drachme* toutes les heures. On sait que dans les fievres intermittentes il y a souvent des rechutes occasionées par des causes légeres ; & que ces rechutes dans les *fievres tierces*, tant *simples* que *doubles*, arrivent sur tout après le *septieme jour*, comme dans les quotidiennes ou quartes après le *quatorzieme*. On peut , d'après des observations pratiques , prévenir ces rechutes de cette maniere : savoir , en administrant de nouveau le quinquina le septieme jour après la cessation d'une fievre tierce , & le quatorzieme après celle d'une quarte ou d'une quotidienne ; & en le continuant encore pendant huit jours dans l'un & l'autre cas.

Le quinquina est également très-avantageux dans la *phthisie pituiteuse* , pourvu qu'on le donne , comme dans toutes les autres fievres , dans le temps de la rémission , & en commençant par son infusion.

On l'emploie de même avec succès dans toutes les débilités chroniques du systême nerveux ; quoiqu'on doive toujours y employer en même temps d'autres remedes.

Dans les *ulceres externes* , qui ne suppurent pas convenablement faute de forces , comme aussi dans la *gangrene*, le quinquina , donné en substance à la dose de quelques onces par jour , produit de très-bons effets. On peut même l'employer extérieurement avec avantage ; & en cas de *gangrene* , le mêler avec le *sel ammoniac* , en faire une bouillie claire avec du *vinaigre* , & l'appliquer sur les parties gangrenées.

ECORCE DE SIMAROUBA. Cette écorce a beaucoup de rapport avec la *cascarille*. On s'en sert avec avantage dans les *diarrhées* affoiblissantes & dans les *dysenteries*. Elle arrête le cours de ventre , & provoque la transpiration. Comme elle n'est pas aussi échauffante que la cascarille, on

on peut l'employer dans les cas où cette derniere échaufferoit trop. La meilleure maniere de
l'adminiftrer eft de la donner en décoction ou
en infufion. On en met une demi-once pour
huit onces de colature, dont on donne une cuillerée toutes les heures.

ELIXIR ANTISCORBUTIQUE. ℞. Extraits
aqueux de trefle d'eau, de petite centaurée, de
fumeterre, de chiendent, de chaque *demi-once* ;
diffolvez-les dans *quatre livres* d'eau de fleurs de
camomille ; ajoutez y efprit de cochlearia *deux
onces*, huile de vitriol concentrée *deux drachmes.*

C'eft un fort bon remede dans la foibleffe &
dans les obftructions des vifceres du ba -ventre,
& dans une difpofition fcorbutique des humeurs.
On peut en faire prendre avant & après midi
une pleine cuillere.

ELIXIR FORTIFIANT. ℞. Extraits aqueux de
quinquina, de cafcarille, de grande gentiane,
de camomille, de chaque *demi-once*, faites diffoudre dans *quatre livres* d'eau de menthe poivrée fans vin ; ajoutez y teinture de mars aftringente *quatre onces*.

On fe fert de ce remede dans la foibleffe de
l'eftomac & des inteftins, qui vient à la fuite
des fievres aiguës, ou d'autres caufes énervan-
tes ; la dofe eft de quelques cuillerées par jour.

ELIXIR RÉSOLUTIF. ℞. Sel de tartre purifié
une once ; faturez le avec du vinaigre fcillitique ;
ajoutez y extraits aqueux de fumeterre, de petite centaurée, de trefle d'eau, de grande gen-

TOME II. A a

tiane de chaque *demi-once* , eau de camomille
fans vin *quatre livres* , teinture d'antimoine de
Jacobi , teinture de mars apéritive de chaque
une once; mêlez.

On emploie avec avantage cette mixtion dans
les *maladies cachectiques* , & particuliérement
dans les *hydropifies* accompagnées d'un grand
relâchement & d'obstructions des viscéres du
bas-ventre : la dose est une demi-cuillere de deux
en deux heures.

Emplatre ammoniacal avec le mercure.
℞. Mercure *trois onces* , baume de soufre simple
une drachme; mêlez exactement , & ajoutez peu-
à-peu gomme ammoniaque liquéfiée *une livre*.

Cet emplâtre est un excellent résolutif , sur-
tout lorsqu'il s'agit de réfoudre des stafes de nature *vérolique*.

Emplatre de ciguë. ℞. Suc récent de ciguë
seize onces , poudre de ciguë récente , gomme
ammoniaque , vinaigre scillitique , de chaque *huit
onces* , cire jaune , huile d'olives , de chaque
quatre onces ; mêlez.

Cet emplâtre possede également une vertu
réfolutive , qu'il manifeste sur-tout dans les tumeurs scrofuleuses ; & c'est pour cela qu'on l'emploie avec succès dans les *tumeurs des articulations*.

Emplatre résolutif de Schmucker. ℞. Gomme ammoniaque *trois livres* , gomme d'assa-
fétida *une livre* , savon de Venise *demi-livre* ;
faites dissoudre dans une quantité suffisante de

vinaigre, & réduisez le tout par le moyen d'un feu doux à la consistance d'emplâtre.

On peut se servir de cet emplâtre avec beaucoup d'avantage, quand il est question de stases & de tumeurs qui dépendent de spasmes. Il m'a réussi encore dans les *tumeurs des articulations* occasionées par des causes externes.

EMPLÂTRE VÉSICATOIRE. ℞. Cire jaune *dix onces*, térébenthine de Venise, huile d'olives, de chaque *trois onces*, poudre de cantharides *huit onces*; mêlez.

Dans le cas d'un grand éréthisme, on fait bien de malaxer cet emplâtre avec un peu de camphre avant de l'appliquer. Par-là on prévient la strangurie, qu'il pourroit très-bien occasioner.

EMPLÂTRE VÉSICATOIRE PERPÉTUEL. ℞. Poudre de cantharides *une once & demie*, poudre de gomme d'euphorbe *une once*, poudre de gomme de mastic, térébenthine de Venise, de chaque *quatre onces*; mêlez.

On peut employer cet emplâtre comme *rubéfiant*. Il est excellent pour les *fluxions*, & particuliérement pour les *maladies des yeux*, surtout si avant de s'en servir on le malaxe avec du camphre. Il est également très-propre à entretenir la suppuration des parties où l'on a appliqué des vésicatoires.

ÉPONGE MARINE. On prétend que l'*éponge calcinée*, donnée à la dose de *dix* jusqu'à *vingt grains*, est très-efficace dans les *goîtres*.

ESPÈCES POUR CATAPLASME. ℞. Mauve, guimauve, de chaque *trois onces*, fleurs de ca-

momille commune, fleurs de mélilot, fleurs de
fureau, de chaque *deux onces*, racine de guimauve *quatre onces*, femence de fenu-grec *dix
onces*, femence de lin *une livre*; mêlez, faites
une poudre.

Cette poudre cuite dans du lait à la confiftance d'une bouillie, fournit le cataplafme le
plus efficace tant pour refoudre les *inflammations commençantes*, que pour amener les *abjcès*
à maturité.

ESPECES DÉPURATIVES. ℞. Bois de genievre, racines de chiendent, de piffenlit, de chicorée, de chaque *quatre onces*, racine de polygala de Virginie, femences de fenouil & de per-
fil, baies de genievre, de chaque *demi-once*;
mêlez, faites des efpeces pour tifane.

Une once de ce mélange fuffit pour chaque
pinte d'eau. On fe fert fur-tout de ce remede
dépuratif dans les cas où le *bois de gayac* feroit
trop irritant, & la *falfepareille* trop chere.

ESPECES PECTORALES ADOUCISSANTES.
℞. Mauve, tuffilage, racine de guimauve, racine
de regliffe, de chaque *quatre onces*, femence
d'anis étoilé *demi-once*; mêlez, faites des efpeces qu'on prendra en guife de thé.

Elles conviennent aux *phthifiques*, qui ne
peuvent fouffrir aucune irritation, & qui font
cependant bien-aifes de prendre le matin leur
thé. Mais fi l'on a en même temps des obftructions à combattre, fur-tout chez les perfonnes
d'un tempérament pituiteux, il faut fe fervir du
thé fuivant.

ESPECES PECTORALES RÉSOLUTIVES.

℞. Fleurs de camomille commune *quatre onces*, fleurs d'arnica, millefeuille, racine de reglisse, de chaque *deux onces*, semences d'anis étoilé *une drachme* ; mêlez, faites des especes qu'on prendra en guise de thé.

ESPRIT DE CORNE DE CERF. C'est un très-bon sudorifique ; la dose est de *dix* jusqu'à *vingt goutes* quand on l'administre seul. Voyez *Mixture diaphorétique*.

ESPRIT DE MINDERERUS. C'est l'*alcali volatil* combiné jusqu'à saturation avec le *vinaigre*. On doit avoir soin que la saturation s'en fasse convenablement, & que la préparation ne soit pas ancienne ; autrement l'alcali volatil s'évapore ordinairement. L'esprit de mindererus est un très-bon diaphorétique : il est difficile d'en déterminer la dose ; parce que cela tient au plus ou moins de force de l'alcali & du vinaigre. On le mêle communément avec d'autres remedes. Voyez *Mixture diaphorétique*.

ESPRIT DE SEL AMMONIAC. C'est l'*alcali volatil* dégagé du *sel ammoniac* & dissout dans l'eau, qu'on appelle très-improprement *esprit*.

Comme on ne l'emploie intérieurement que saturé de quelque acide (10), on doit le préparer par quelque *alcali*, & jamais par l'addition de

---

(10) Cependant si on l'étend autant qu'il convient dans quelque liqueur, on peut le donner intérieurement avec sécurité, sans même l'avoir combiné avec quelque acide.

la *chaux* : autrement il ne feroit aucune effervescence avec les acides; en sorte qu'il seroit plus difficile de rencontrer le point de saturation ; il seroit même trop caustique, préparé par la chaux.

ESPRIT DE SOUFRE. *L'acide vitriolique*, dégagé du soufre par la combustion, retient une partie du principe inflammable, & devient par-là extrêmement volatil. On peut par conséquent employer cet *acide* préférablement à *l'acide vitriolique* ordinaire, dans la *gale* & dans les *fievres putrides*, toutes les fois que les forces & la transpiration sont supprimées, mais que la poitrine n'est point affectée. Voyez *Acide vitriolique*.

ESPRIT DE VIN CAMPHRÉ. ℞. Esprit de vin très rectifié *huit onces* ; dans lequel faites dissoudre *une once* de camphre.

On le mêle avec les remedes sudorifiques internes. Voyez *Mixture diaphorétique* & *Potion alexipharmaque seconde*.

ESPRIT DE VITRIOL. C'est *l'huile de vitriol* affoiblie d'eau. Voyez *Acide vitriolique*.

ESSENCE D'ALOÉS. On peut mêler la *dissolution d'aloès par l'esprit de vin*, avec les remedes *mondificatifs* des plaies, avec les *eaux ophthalmiques*, & avec les *élixirs résolutifs* & *fortifiants*, toutes les fois que le ventre n'est point suffisamment libre. Voyez *Aloès*.

ESSENCE D'ANGÉLIQUE. Elle appartient à la classe des *alexipharmaques*.

ESSENCE D'ASSA - FÉTIDA. ℞. Gomme

d'assa-fétida *deux onces*, esprit de vin rectifié *une livre*; faites digérer & passez.

On peut donner cette *essence* jusqu'à la dose *d'une drachme* dans les accès hystériques. Voyez *Mixture antihystérique* & gomme *d'assa-fétida*.

ESSENCE DE CASTOREUM. Elle appartient également à la classe des remedes *antihystériques*; & on peut la donner jusqu'à la dose *d'une drachme.* Voyez *Castoreum.*

ESSENCE D'ÉCORCES D'ORANGES. On l'emploie comme *carminative.*

ESSENCE DE PINPRENELLE BLANCHE. La racine de *Pinprenelle* possede une vertu légérement irritante & résolutive : ainsi son essence, mêlée avec les *gargarismes*, est propre à résoudre les *congestions catarrhales* du gosier.

ESSENCE DE VALÉRIANE. Dans les *fievres putrides* & *malignes*, on peut ajouter cette essence aux *mixtures sudorifiques*, à la dose d'une demi-once par jour. Voyez *Racine de Valériane.*

ETHIOPS ANTIMONIAL. ℞. Mercure purifié *une partie*, antimoine crud réduit en poudre très-fine *deux parties*; mêlez exactement.

Cette préparation mercurielle convient éminemment dans le cas où l'on a besoin d'un remede plus que résolutif, comme dans les *obstructions scrofuleuses* des glandes abdominales. On s'en sert encore avec avantage dans les *gales véroliques* & dans les *gonorrhées.* Dans ce dernier cas, on fait bien de la mêler avec des *cloportes*, afin de décider son action du côté des voies urinaires. La dose pour les adultes est de *dix* jufqu'à *quinze grains*. Chez les enfans on peut commencer par quelques grains, & en augmenter fucceffivement la dofe felon qu'on le trouve à propos.

EXTRAIT AQUEUX D'ABSINTHE. On emploie cet extrait dans les *maladies vermineufes* & dans les *congeftions pituiteufes* des premieres voies. On peut le donner à la dofe de *demidrachme* jufqu'à *une drachme*, diffous dans l'eau de camomille.

EXTRAIT AQUEUX DE BOIS DE CAMPÉCHE. C'eft un remede à la fois aftringent & un peu lénitif. Ainfi l'on peut s'en fervir avec avantage dans les *cours de ventre* de longue durée, qu'on n'ofe arréter tout-à-coup : la dofe eft de *dix* jufqu'à *quarante grains* par jour.

EXTRAIT AQUEUX DE CASCARILLE. Voyez *Ecorce de Cafcarille*. On donne cet extrait mêlé avec quelque poudre tempérante, ou diffous dans quelque liquide, toutes les fois qu'on fe propofe de fortifier, fans refferer. On peut commencer par *quelques grains* donnés de deux en deux heures, & augmenter fucceffivement la dofe, felon le befoin, jufqu'à *une demidrachme* par jour donnée à différentes reprifes. Voyez *Elixir fortifiant*.

EXTRAIT AQUEUX DE CHIENDENT. C'eft un remede dépuratif. Voyez *Elixir antifcorbutique*.

EXTRAIT AQUEUX DE FLEURS DE CAMOMILLE. Comme la *Camomille* a une action fpécifique fur le fyftéme nerveux, on donne avec

avantage

avantage fon extrait dans les cas où l'on ne peut employer le *quinquina*, ou on l'ajoute à d'autres remedes. Voyez *Elixir fortifiant*.

EXTRAIT aqueux de Fumeterre. Ce remede eſt un bon réſolutif, & il agit auſſi à raiſon de ſes parties ſalines ſur les voies urinaires. Voyez *Elixirs antiſcorbutique & réſolutif*.

EXTRAIT aqueux de grande Gentiane. C'eſt un amer fortifiant. Voyez *Elixirs réſolutif & fortifiant*.

EXTRAIT aqueux d'Hellébore noir. Cet extrait eſt un très-bon excitant : mais ce ſont les racines tendres de la plante, & non point les feuilles qu'il faut employer ; & la préparation doit ſe faire lentement & à un feu très-doux.

EXTRAIT aqueux de petite Centaurée. Il eſt à la fois réſolutif & légérement fortifiant. Voyez *Elixirs réſolutif & antiſcorbutique*.

EXTRAIT aqueux de Quaſſia. On peut employer cet extrait, lorſqu'il y a défaut d'irritabilité, qu'on ne veut ni arrêter, ni provoquer les excrétions, & qu'en même temps le ſyſtême nerveux eſt atteint d'une foibleſſe particuliere. Ses effets ſalutaires doivent ſur-tout avoir lieu dans la diſpoſition aux *douleurs de colique*. On peut le donner dans quelque diſſolution, à la doſe d'*un ſcrupule* par jour.

EXTRAIT aqueux de Quinquina. Il eſt eſſentiel que cet extrait ſoit préparé, non par une ébullition précipitée, mais par une longue

TOME II.   B b

infusion, & que sa concentration soit également opérée d'une maniere lente.

On s'en sert avec avantage, lorsqu'on n'a pas le temps de donner une quantité suffisante de *quinquina* en substance, ou que le malade refuse de le prendre sous cette derniere forme, comme cela arrive chez les enfans. Comme *une once* de quinquina fournit à peine *une drachme* d'extrait, on peut donner ce dernier jusqu'à *une drachme* & plus par jour, partagée en différentes doses.

EXTRAIT de Ciguë. On doit préparer cet extrait avec la *grande ciguë* (*conium maculatum*), & de maniere que ses parties les plus actives ne se dissipent point par une ébullition trop forte. Voyez *Ciguë.*

EXTRAIT de Saturne. On donne ce nom à la dissolution d'une *chaux de plomb* par le *vinaigre*, qui ne differe du *vinaigre de litharge* ordinaire, que parce qu'elle est plus concentrée.

On délaie cet extrait avec une quantité d'eau plus ou moins grande selon le besoin. On le regarde comme un remede à la fois antiphlogistique, résolutif & fortifiant, & on l'emploie [extérieurement] avec beaucoup d'avantage dans les *tumeurs* un peu enflammées, & dans les *maladies des yeux.*

EXTRAIT de Trefle d'eau. C'est un amer résolutif. Voyez *Elixirs antiscorbutique & résolutif.*

FIEL épaissi de bœuf. C'est un bon résolutif qu'on peut employer dans l'*ictere*, & en général dans tous les cas où le cours de la bile est supprimé ; la dose est d'*une drachme* par jour.

FLEURS d'Arnica. Elles ont un goût âcre & amer; prifes en guife de thé, elles font très-réfolutives, en forte qu'on peut les employer avec avantage dans les engorgemens pituiteux & les *obftructions des poumons.* On les vante auffi pour l'*hémoptifie*, & l'on prétend qu'elles réfolvent le fang extravafé. Elles doivent encore produire de très-bons effets dans les *maladies nerveufes* & dans les *fievres intermittentes* longues. Mais comme elles font fort âcres, & qu'à plus forte dofe, elles peuvent exciter le vomiffement, il faut commencer par une infufion légere, par exemple, d'*une drachme* dans *une pinte* d'eau, & en augmenter enfuite la dofe felon le befoin. Voyez *Efpeces pectorales réfolutives.*

FLEURS de Camomille commune. La Camomille poffede une vertu antifpafmodique & carminative, & fournit par-là la meilleure décoction qu'on puiffe adminiftrer en forme de thé ou en lavement, dans les *fpafmes* & dans les *flatuofités.* Donnée en poudre à la dofe d'*un* jufqu'à *deux fcrupules*, elle a encore produit de très-bons effets dans les *fievres intermittentes.* On peut auffi l'employer avec avantage dans les *affections hypochondriaques.* Voyez *Poudre ecphractique.*

FLEURS de fel ammoniac martiales Ces *Fleurs* ne font que le *fel ammoniac* imprégné de parties de *fer.* Elles produifent par-là de très-bons effets dans les obftructions, où l'on veut en même temps fortifier; comme, par exemple, dans les *fievres quartes* & dans la *chlorôfe.* On commence par *quelques grains*, & l'on peut en augmenter fucceffivement la dofe jufqu'à *un fcrupule*, & même jufqu'à *une drachme*. Voyez *Poudre fébrifuge*. Employées intérieurement & extérieurement, & pouffées par degrés jufqu'à la dofe de *quelques drachmes* par jour, ces fleurs ont été très-efficaces dans les *ulceres carcinoma-teux*; ce que je fuis très-porté à croire, quoique je n'en fois pas affuré par ma propre expérience.

FLEURS *de foufre*. On donne ce nom au *foufre purifié*. Son ufage principal eft dans la gale, contre laquelle il paroît agir toujours comme fpécifique. Voyez *foie de foufre*. Mêlé avec la *crême de tartre*, on le recommande dans les *affections hémorrhoïdales*. La dofe eft de *dix* jufqu'à *trente grains* différentes fois par jour.

FLEURS *de Sureau*. Elles font émollientes & réfolutives, & de plus, elles provoquent la fueur, à raifon des parties balfamiques qu'elles contiennent. Voyez *Eau de fleurs de fureau*.

FOIE *de foufre*. C'eft la combinaifon du *foufre* avec un *alcali fixe*, faite par la voie feche. Le foufre acquiert par cette combinaifon plus de volatilité & de pénétrabilité, & il agit fous cette forme d'une maniere extrêmement efficace dans les *gales* enracinées. On en diffout *une drachme* dans l'eau, & on donne de cette diffolution une pleine cuillere toutes les heures. On peut en augmenter fucceffivement la dofe jufqu'à *une demi-once* par jour, pourvu qu'il n'excite point de vomiffement. On peut encore en faire un *bain sulfureux* artificiel, en ajoutant *une once* de foie de soufre dans un bain ordinaire. Mais on doit faire en sorte que la préparation de ce remede soit toujours récente ; parce que le soufre, à raison de sa grande volatilité, se dissipe aisément, & qu'il ne reste alors que *l'alcali* à nud, qui dans une acrimonie galeuse du sang, seroit plutôt nuisible qu'utile. Le foie de soufre est encore un très-bon remede, quand on a eu l'imprudence d'avaler des *poisons corrosifs*, tels que *l'arsenic* & le *sublimé* ; parce qu'il dénature ces substances en se combinant avec elles. L'arsenic, comme on sait, perd en s'unissant au soufre, sa qualité corrosive, & le sublimé se décompose par l'alcali.

GARGARISME astringent. ℞. Eau de fontaine *dix onces*, essence de pimprenelle blanche *demi-once*, alun crud *deux drachmes* ; mêlez.

C'est le meilleur gargarisme qu'on puisse employer quand la *luette* est tombée à cause de son relâchement.

GARGARISME résolutif. ℞. Oxymel simple *deux onces*, nitre purifié *demi-once*, essence de pimprenelle blanche *deux drachmes*, eau de fleurs de sureau *dix onces* ; mêlez.

GOMME ammoniaque. C'est un très - bon résolutif, & il favorise l'expectoration dans les *affections des poumons.* Voyez *Syrop pectoral résolutif.* On peut donner cette gomme seule à la dose de *deux drachmes* par jour ; mais on fait toujours bien de ne la donner que dissoute. Lorsqu'on peut employer des sels, le *sel am-*

moniac eſt très-propre à favoriſer ſa diſſolution dans des menſtrues aqueux. On peut encore la diſſoudre par l'*oxymel*.

GOMME *arabique*. C'eſt une eſpece de mucilage épaiſſi doux, dont on ſe ſert par conſéquent dans une trop grande irritation des inteſtins, comme dans les *diarrhées* longues, en la faiſant prendre ſoit en potion, ſoit en lavement. Elle ſert encore de *diſſolvant au mercure*. Voyez *Mercure gommeux*.

GOMME *d'Aſſa - fœtida*. C'eſt à la fois un excellent réſolutif & un antiſpaſmodique. On l'emploie avec ſuccès dans les *affections hypochondriaques & hyſtériques*, qui ſont accompagnées d'obſtruction des viſceres abdominaux. Voyez *Pilules antihyſtériques*. Cette gomme d'ailleurs ſe diſſout complétement dans l'eau. On peut la donner juſqu'à la doſe de *deux drachmes* par jour. Employée extérieurement, elle eſt également très-efficace pour réſoudre les *tumeurs*. Voyez *Emplâtre réſolutif de Schmucker*.

GOMME *d'Euphorbe*. C'eſt un remede âcre & irritant, qu'on ne doit employer qu'extérieurement comme *épiſpaſtique*. Voyez *Emplâtre véſicatoire perpétuel*.

GOMME *de Galbanum*. Elle reſſemble beaucoup par ſa vertu, à la *gomme ammoniaque*, ſi ce n'eſt qu'elle eſt en même temps un peu antiſpaſmodique, & qu'elle eſt par-là préférable dans les *affections hypochondriaques & hyſtériques*. Voyez *Pilules antihyſtériques*.

GOMME *de Gayac native*. Elle eſt compoſée

de parties réfineufes & gommeufes, a une certaine âcreté, & eft un très-bon réfolutif dans les
affections rhumatifinales. Elle provoque en même
temps les excrétions, & à une dofe un peu plus
forte elle agit par les felles. On peut la donner
felon le befoin jufqu'à la dofe d'*une drachme*
par jour. On la diffout facilement dans l'eau à
l'aide du *fel ammoniac*. On peut d'ailleurs l'adminiftrer en pilules. Voyez *Pilules réfolutives.*
Chez les perfonnes d'un tempérament fec & irritable, on fait mieux d'employer l'*extrait aqueux*.
Voyez *Bois de Gayac.*

GOMME-GUTTE. C'eft un violent draftique
qu'on n'emploie que dans les *hydropifies* & dans
les *ténia*. Dans le premier cas, on la donne communément mêlée avec d'autres remedes. Voyez
Pilules antihydropiques (11). Dans celui de
ténia, on peut en donner jufqu'à *trente grains*
par jour partagés en trois dofes. Voyez l'*article
du ténia*.

GOMME de Myrrhe. On s'en fert fréquemment dans les *fuppurations internes*; mais l'ufage
d'un tel remede balfamique, demande la plus
grande circonfpection. Il peut occafioner une
inflammation quand on y a la moindre difpofition. Dans la *phthifie pituiteufe* on fe contente
communément d'autres remedes, quoiqu'on
puiffe employer cette gomme à la dofe de *dix
à vingt grains* par jour, mêlés avec le *quinquina.*

***

(11) Ce font les *pilules hydragogues de Janin.*

Employée extérieurement , elle eſt déterſive & antiſeptique. Voyez *Diſſolution de myrrhe.*

HUILE animale de Dippel. Si l'on ſoumet l'*huile* fétide de *corne de cerf* à une douce diſtillation , on obtient d'abord un peu d'*eſprit de corne de cerf* , & enſuite une huile blanche , extrêmement volatile & pénétrante , qui produit ſouvent de bons effets dans les maladies nerveuſes. On commence par quelques goutes , & l'on en augmente ſucceſſivement la doſe juſqu'à *trente* ou *quarante.*

HUILE de baies de genievre. Employée à l'extérieur , cette huile eſt un remede *antiparalytique.* Voyez *Onguent nervin.*

HUILE de baies de laurier diſtillée. On connoît depuis long-temps l'efficacité des *baies de laurier* contre la gale On peut par conſéquent ajouter leur huile aux onguens qu'on emploie pour cette maladie. Voyez *onguent pour la gale.*

HUILE de Camomille diſtillée. L'*éléoſaccharum de camomille* eſt un bon antiſpaſmodique & carminatif. On l'obtient en faiſant tomber quelques goutes de cette *huile* ſur du *ſucre* broyé , qu'on mêle enſuite pour l'ordinaire avec d'autres remedes.

HUILE de Fenouil. Mêlée avec du *ſucre* broyé , cette huile eſt un bon carminatif. Voyez *Poudre ecphractique.*

HUILE de Girofles. Elle ſoulage quelquefois les douleurs de dents. On en imbibe un morceau de coton , qu'on introduit dans la cavité de la dent.

HUILE

HUILE de Lin. Cette huile lorfqu'elle eft récente , eft le meilleur émollient : on peut l'employer dans les lavemens , préférablement à toutes les autres huiles pharmaceutiques.

HUILE de Menthe diftillée. Employée extérieurement , cette huile eft un bon remede fortifiant. Voyez *Onguent nervin.*

HUILE de Ricin. En Angleterre on l'appelle auffi *Huile de Caftor* ; on la connoît encore fous le nom d'*Huile de palma Chrifti.* C'eft des graines de *Ricin* ordinaire qu'on l'exprime. Donnée à la dofe de quelques drachmes jufqu'à une once, elle eft très-efficace dans la *colique des Plombiers* , & dans l'*afthme* occafioné par les émanations du *plomb* ; par la raifon qu'elle lâche le ventre , fans occafioner de nouveaux fpafmes en irritant. Mais il faut toujours être affuré qu'elle n'eft point exprimée d'autres graines âcres, telles que les *graines de tilli* (*grana tigliæ*) ; dont quelques goutes feulement fuffifent pour purger affez fortement , & une plus grande dofe peut entraîner des fuites fâcheufes.

HUILE de Térébenthine. C'eft un fort diurétique. Il eft rare qu'on l'emploie intérieurement ; cependant dans les cas où l'on doit provoquer les urines , comme dans la *gonorrhée* , fi l'on manque d'autres remedes diurétiques , on peut très-bien les remplacer par quelques goutes de cette huile , étendues dans une quantité fuffifante de liquide. Voyez *Térébenthine de Venife.*

LAUDANUM liquide de Sydenham ℞. Opium Thébaïque *deux onces* , fafran oriental *une once* ,

TOME II.   C c

cannelle & girofles en poudre de chaque *une drachme*, vin d'Espagne *une livre*; *faites digérer & passez.*

Quoiqu'en employant l'*opium* en substance, on puisse toujours en déterminer la dose avec plus de précision & de sûreté, cette préparation cependant est devenue si commune, qu'il est nécessaire de la connoître. D'après la formule que nous donnons ici, six goutes de cette préparation doivent contenir un *grain d'opium* environ; & c'est en conséquence qu'on doit se régler pour la dose. On s'en sert particuliérement dans les cas où il y a foiblesse en même temps.

LICHEN CANINUS. Mead l'a beaucoup vanté contre la morsure du chien enragé. Les Anglois le mêlent avec deux parties de *poivre*, & lui donnent pour-lors le nom de *poudre contre la rage* (*pulvis antilyssus*). On ne peut découvrir aucune vertu dans cette *mousse* si l'on vouloit raisonner *à priori* : mais dans une maladie aussi terrible que l'*hydrophobie*, il ne faut point chercher à décider la question *à priori*.

LIMAILLE DE FER. C'est le meilleur fortifiant qu'on puisse employer dans la foiblesse des parties solides, & dans la disposition aux aigreurs des premieres voies. La dose est depuis *dix grains* jusqu'à *une drachme* par jour.

LINIMENT ANTISPASMODIQUE. ℞. Onguent d'althéa *deux onces*, camphre, laudanum liquide de Sydenham de chaque *une drachme*; mêlez.

Ce liniment est très-efficace dans tous les mouvemens spasmodiques des intestins, dont on peut souvent prévenir les inflammations par son usage. On en frote le bas-ventre de quelques drachmes par jour à différentes reprises, & on le couvre ensuite d'une flanelle chaude.

LIQUEUR ANODYNE. Si l'on mêle de l'*esprit de vin* très-rectifié avec de l'*huile de vitriol* concentrée, on obtient un remede qu'Haller a beaucoup vanté pour les accidens nerveux, & qu'on a appellé pour cela *Acide d'Haller.* On le donne différentes fois par jour à la dose de *dix* jusqu'à *vingt goutes* étendues dans un verre d'eau. Il y a cependant bien des personnes qui ne peuvent le supporter, & qui en éprouvent des vomissemens & des maux d'estomac.

Si l'on distille ce mélange, on obtient une *huile étherée* qu'on appelle *naphthe de vitriol* ou *huile de vin*, & qu'on donne à la dose de quelques goutes sur un morceau de *sucre.*

Si l'on affoiblit de nouveau cette *naphthe* avec une partie d'*esprit de vin*, on obtient une *liqueur anodyne* qu'on peut employer comme antispasmodique à la dose de *dix* jusqu'à *quinze goutes.*

Et si enfin on impregne cette *liqueur anodyne* de parties de *fer*, on obtient une *liqueur anodyne martiale*, qui approche pour la vertu des fameuses *goutes de Bestuchef* (12), & qu'on donne avec avantage depuis *huit* jusqu'à *dix*

---

(12) Autrement dites *goutes d'or du Général de la Motte.*

goutes dans les fpafmes qui dépendent de foi-bleffe d'eftomac.

LIQUEUR de corne de cerf fuccinée. C'eft un fel neutre, qui réfulte de *l'alcali volatil de la corne de cerf* mêlé jufqu'à faturation avec le *fel acide de fuccin*. On s'en fert dans les fpafmes provenant de caufes arthritiques, à la dofe de *huit* jufqu'à *dix goutes* ; & comme il favorife beaucoup la fueur, on peut encore s'en fervir dans les *fievres malignes*.

LIQUEUR de terre foliée de tartre. On l'obtient de *l'alcali fixe végétal* combiné avec le *vinaigre*. Lorfqu'on épaiffit ce mélange, il y refte beaucoup de parties empyreumatiques, qui le rendent échauffant ; & fi l'on veut le dépouiller de ces parties huileufes, il fe diffipe une bonne partie d'acide, de forte que l'alcali refte dans une faturation imparfaite. Par conféquent on fait mieux de faturer chaque fois la quantité d'alcali qu'on veut avec du vinaigre, & de le mêler ainfi avec d'autres remedes felon le befoin. On eft par-là fûr d'obtenir un fel neutre plus parfait & moins cher.

C'eft un très-bon réfolutif qu'on peut employer avec beaucoup d'avantage, fpécialement chez les enfans, dans les *obftructions des glandes du méfentere*. La formule fuivante m'a toujours produit de très-bons effets.

℞. Sel de tartre purifié *une drachme*, faturez-le avec du vinaigre, & ajoutez-y teinture aqueufe de rhubarbe *une once*, vin émétique *une drach-me* ; mêlez.

Chez les enfans de quelques années, on commence par *dix goutes* trois fois par jour, & on augmente fucceffivement la dofe. Chez les adultes même, lorfque les autres remedes irritent ou échauffent trop, ce mélange, adminiftré à une dofe convenable & affez long-temps, produit de très-bons effets.

MAGISTERE de Saturne. C'eft un précipité de *l'extrait de Saturne* obtenu par l'intermede de l'eau & bien lavé. On croiroit que l'extrait de faturne pourroit fervir aux mêmes ufages; mais l'expérience ne vient point à l'appui de cette opinion. C'eft vraifemblablement l'acide qui empêche la vertu du *plomb*. La chaux de ce métal édulcorée, eft un très-bon topique pour les *dartres* & les autres affections de la peau : on l'emploie affoiblie d'eau ou mêlée avec *l'huile d'œufs*.

MAGNÉSIE du fel de Sedlitz. Pour ne point confondre cette fubftance avec l'ancienne *magnéfie du nitre*, qui n'eft plus en ufage, on devroit l'appeller *terre muriatique*, ou même *magnéfie muriatique*, d'autant plus qu'on la trouve fouvent combinée avec l'*acide marin*, & qu'on l'obtient même en grande partie dans le travail du *fel commun*. La magnéfie eft une terre abforbante, qui a cependant l'avantage d'être très-foluble, & de produire par fa combinaifon avec les acides, des fels neutres folubles, ce que ne font point les autres terres abforbantes. On peut la donner feule depuis *dix* jufqu'à *vingt grains*; mais on la mêle communément avec d'autres remedes. Voyez *Mixture rafraîchissante* & *Poudre ecphractique*.

MANNE. C'est un doux laxatif antiphlogistique, dont on se sert particuliérement chez des sujets secs & fort irritables, & en général chez les enfans. La dose pour ces derniers est de *demi* jusqu'à *une once*; chez les adultes elle doit être plus forte.

MAUVE. Cette plante est très-émolliente; & on peut l'employer avec avantage en guise de *thé pectoral*, ou extérieurement en fomentation dans les congestions inflammatoires chroniques.

MÉLILOT. Il est également émollient & résolutif. Voyez *Especes pour cataplasme*.

MELOE MAJALIS. Voyez *Proscarabées*.

MENIANTHE. Voyez *Trefle d'eau*.

MENTHE. C'est un très-bon antispasmodique & carminatif. Dans la foiblesse de l'estomac la *menthe poivrée* (*mentha piperitis*) est préférable à la *menthe* ordinaire. Voyez *Eau de menthe*.

MERCURE COULANT. Pour rendre le mercure propre aux usages médicinaux, il faut auparavant le diviser ou le dissoudre. On donnoit autrefois le mercure crud dans les constipations opiniâtres; mais le succès de cette maniere de l'administrer est équivoque, & souvent elle peut entraîner des suites fâcheuses. Généralement parlant, le mercure est un spécifique contre les *maladies vénérienes*, parce qu'il évacue directement, sur-tout par la salivation, le virus vérolique. Ses dissolutions salines sont à la fois très-résolutives & anthelminthiques.

MERCURE DOUX. C'eſt le *mercure ſublimé* ſaturé de *mercure coulant.* Lorſque cette ſaturation eſt pouſſée auſſi loin qu'il eſt poſſible par des additions ultérieures , & que la combinaiſon devient très-intime par des ſublimations répétées , on lui donne le nom de *calomélas* ou *panacée mercurielle.* Ainſi le calomélas ne diffère du mercure doux que parce que celui-ci eſt un peu plus âcre & plus pénétrant , à raiſon des parties âcres du ſublimé qui ne ſont pas complétement ſaturées ni chatrées ; au lieu que le calomélas devient d'autant plus doux qu'il aura été plus ſouvent ſublimé , en ſorte qu'il perd enfin preſque toute ſa cauſticité , & acquiert plutôt les propriétés d'un remede diaphorétique. Le mercure doux par conſéquent eſt beaucoup plus efficace que le calomélas : il eſt employé dans les maladies vénériennes toutes les fois qu'on ſe propoſe de réſoudre , mais qu'on ne peut employer des préparations mercurielles plus cauſtiques à raiſon de la foibleſſe de la poitrine , ou de l'âcreté des humeurs. Dans les maladies vénériennes , en faiſant uſage de ce remede , on doit toujours prendre garde qu'il ne lâche le ventre ; à moins qu'on ne l'adminiſtre dans la vue de purger. Voyez *Pilules purgatives.*

On a depuis peu propoſé une méthode pour exciter la ſalivation en frotant de mercure doux les parois internes des joues. Cette méthode pourroit quelquefois être utile , lorſque l'uſage des remedes mercuriels n'eſt point ſuivi de ſalivation : mais ce ſeroit beaucoup haſarder que de conduire ainſi le traitement entier ; parce que le mercure n'ayant pas aſſez de temps pour s'unir au virus vérolique , ſortiroit du corps, ſans l'emporter.

Dans les *douleurs rhumatiſmales* & dans les *obſtructions des glandes* , le mercure doux eſt également très efficace. On le donne alors mêlé avec d'autres remedes. Voyez *Pilules réſolutives.*

Comme le mercure poſſede une vertu réſolutive très-forte , on s'eſt fait une regle de ne point l'adminiſtrer dans les *maladies putrides* ; & il eſt même certain, que dans une *diſſolution ſcorbutique* des humeurs, il eſt abſolument nuiſible. Il paroît cependant qu'il faut en excepter le cas d'une *diſſolution fébrile* des humeurs : on a du moins dans l'*eſquinancie putride* employé le *calomélas* avec un tel ſuccès , qu'il a réuſſi preſque toutes les fois qu'il a promptement décidé la ſalivation. Je ne connois point cette méthode par ma propre expérience : mais elle me paroît mériter beaucoup d'attention. Je crois même que c'eſt ici le cas où les frictions dans la bouche conviennent , par la raiſon qu'on doit provoquer la ſalivation le plutôt poſſible. Dans les *fievres quartes* opiniâtres , le mercure produit ſouvent les meilleurs effets ; c'eſt ce dont je me ſuis aſſuré par des expériences répétées.

MERCURE GOMMEUX. On l'appelle encore du nom de ſon Inventeur , *ſolution de Plenck.* Dans cette préparation le mercure n'étant réſous qu'en ſes parties intégrantes, ſes propriétés ne ſont point du tout changées. On s'en ſert avec

avantage

avantage dans les cas où l'ufage des *fels* eft con-
trindiqué par la trop grande irritation ; & on
l'emploie extérieurement dans les *ophthalmies*
vénérienes. On le prépare avec *une partie* de
mercure & *trois parties* de *gomme arabique* ;
on triture ces deux fubftances enfemble , en y
ajoutant peu-à-peu du *fyrop de chicorée compofé*
avec la rhubarbe , jufqu'à ce que tout le mercure
foit réduit en un mucilage. On l'adminiftre dans
cet état ou feul , ou étendu dans l'eau , ou réduit
en pilules avec la *mie de pain* , en forte qu'on
puiffe prendre matin & foir *dix grains* de ce
mélange. On peut augmenter cette dofe felon le
befoin , lorfqu'on veut provoquer la falivation.
Si l'on veut baffiner les yeux avec ce remede , ou
l'employer en gargarifmes , on le mêle avec du
lait chaud.

MERCURE nitreux. La *diffolution de mer-*
cure dans l'acide nitreux , eft un remede très-
cauftique , mais en même temps réfolutif , qu'on
peut employer intérieurement avec fuccès dans
es *maladies vénérienes* invétérées , & fpécialement dans celles des *os* , & extérieurement
dans les *ulceres vénériens* fordides. L'efprit de
nitre doit être complétement faturé de mercure ;
& comme il n'a pas toujours le même degré de
force , il eft néceffaire de favoir combien de
mercure contient une quantité donnée de diffolution. Suppofé , par exemple , qu'une once
d'efprit de nitre contienne deux drachmes &
deux fcrupules de mercure , la proportion eft
comme d'un à trois ; & trois grains de diffo-

TOME II.   D d

lution contiendront par conféquent un grain d
mercure.

On peut dans ce cas commencer par fai
prendre au malade deux goutes matin & foir
affoiblies d'une quantité fuffifante d'eau. S'
arrive que cette dofe excite le vomiffement, c
qu'elle lâche le ventre, on la réduit à un
goute. On peut après cela l'augmenter fucce
fivement jufqu'à quatre ou cinq goutes. Mais
à chaque dofe, le remede ne fait que lâcher
ventre, fans agir fur les voies urinaires, on n'
a pas beaucoup à efpérer, & l'on doit avo
recours à quelque autre préparation plus douc

Cette diffolution, affoiblie d'une quantité fu
fifante d'eau, fournit en même temps la mei
leure *Eau phagédénique.*

MERCURE précipité blanc. Si l'on verfe c
l'acide *marin* fur une *diffolution nitreufe a
mercure,* cet acide fe combine & fe précipi
avec le mercure fous forme de chaux. L'acid
marin ne tient ici que légérement au mercure
ce qui fait qu'il n'a pas non plus un fi haut deg
de caufticité. On ne s'en fert qu'extérieuremen
C'eft un remede pour tous les *exanthêmes &*
les *ulceres dartreux,* & pour les *gales* qui déper
dent d'un virus fcrofuleux. Voyez *Onguent pou
la gale.*

MERCURE précipité rouge. Si d'une *diffol
tion nitreufe de mercure* on fépare de nouvea
l'acide *nitreux,* il refte une chaux rouge, qu'o
appelle très-improprement *précipité.* On l'en
ploie également comme topique pour mondifi

les *ulceres ſcrofuleux* & *véroliques.* Voyez *On-guent mercuriel rouge.*

MERCURE ſublimé. Le *ſublimé* eſt une com-binaiſon de *mercure* & *d'acide marin.* L'*eſprit de Van-Swieten*, ainſi appellé du nom de ſon Inventeur, eſt une diſſolution de ſublimé dans de l'eſprit de vin foible. Le ſublimé n'eſt pas plus actif, ſouvent même il l'eſt moins que le *mer-cure nitreux* : auſſi emploie-je de préférence ce dernier.

MERCURE tartariſé. Cette préparation pro-duit ſouvent de bons effets dans les maladies vénérienes, où les humeurs ſont un peu âcres & ſcorbutiques. Elle eſt compoſée d'une partie de *mercure*, & de deux parties de *crême de tartre* exactement triturées & mêlées enſemble. La doſe eſt depuis *cinq* juſqu'à *dix grains.*

MIEL. Le *miel* poſſede une vertu réſolutive : mais il eſt en même temps échauffant à cauſe des parties huileuſes qu'il contient ; c'eſt par conſéquent chez les perſonnes d'une conſtitution pituiteuſe qu'on peut l'employer avec le plus de ſûreté. Il favoriſe l'expectoration & la liberté du ventre. Dans les fievres on le mêle communé-ment avec le *vinaigre.* Voyez *Oxymel.*

MILLE-FEUILLE. Cette plante, priſe en guiſe de thé, a ſouvent produit des effets ſalu-taires dans les *affections hémorrhoïdales.* Elle paroît d'ailleurs poſſéder une vertu antiſpaſmo-dique.

MIXTURE acide. ℞. Huile de vitriol concentrée *une drachme* , eau diftillée *vingt onces* , oxymel fimple *quatre onces* ; mêlez.

Dans les *fievres putrides* , on fait prendre toutes les heures une taffe pleine de cette mixture. Dans la *gale* il faut commencer par une moindre dofe , en ne donnant qu'une demi-taffe de deux en deux heures.

Mixture diaphorétique. ℞. Nitre antimonié préparé par concentration *deux drachmes* , efprit de Mindererus *quatre onces* , eau de fleurs de fureau *huit onces* ; mêlez.

Cette mixture eft employée avec beaucoup d'avantage dans toutes les *fievres aiguës* , où l'on doit provoquer la tranfpiration & rafraîchir en même temps. On en donne toutes les heures une demi-taffe. Si elles font accompagnées de ftafes inflammatoires , on donne de plus le *camphre* féparément , ou diffous dans l'*efprit de vin* & mêlé avec la mixture.

Mixture rafraîchiffante. ℞. Ecailles d'huitres préparées , ou yeux d'écreviffes , ou magnéfie muriatique *une drachme* ; faturez-les de fuc de citron , & ajoutez-y eau de menthe fans vin *fix onces* , fyrop de fuc de citron *une once* ; mêlez.

On donne toutes les heures une demi-taffe de cette mixture après l'avoir fecouée , lorfqu'on veut calmer l'*orgafme des humeurs* fans irriter , chez les perfonnes d'une conftitution fenfible , & qui ont de la difpofition aux fpafmes.

Mixture réfolutive. ℞. Sel ammoniac purifié , vin émétique de chaque *une drachme* ,

oxymel fimple *deux onces*, eau de fleurs de camomille dix onces ; mêlez.

On donne de cette mixture une demi - taffe
toutes les heures, dans les fievres où l'on a des
ftafes opiniâtres à combattre.

MIXTURE folutive. ℞. Sel de Glauber *une
once*, nitre purifié *une drachme*, eau de fleurs
de camomille fans vin *fix onces*, oxymel fimple
une once, vin émétique *une drachme* ; mêlez.

Cette mixture, donnée à la dofe d'une cuillere ou d'une demi-taffe toutes les heures, fert à
rendre la faburre des premieres voies mobile &
propre à être évacuée.

MIXTURE tempérante. ℞. Nitre purifié *deux
drachmes*, oxymel fimple *deux onces*, eau de
fleurs de camomille fans vin *fix onces* ; mêlez.

Cette mixture fuffit dans les *fievres inflammatoires fimples* ; la dofe eft d'une demi-taffe toutes les heures.

MUSC. C'eft un très-bon antifpafmodique &
tonique. On s'en fert dans les maladies qui dépendent d'une trop grande foibleffe & irritabilité des nerfs. On commence par quelques grains,
& l'on peut en augmenter fucceffivement la dofe
jufqu'à *dix grains*.

MYRRHE (*diffolution de*) ℞. Gomme de
myrrhe *une drachme*, jaune d'œuf q. f. ; diffolvez-les dans *fix onces* d'eau de fleurs de
fureau.

Suivant une ancienne formule, on doit mettre la *myrrhe* dans un *blanc d'œuf cuit*, & la fuf-
pendre dans une cave. Cette formule ridicule fait

qu'on ne fait jamais ce qu'on prend fous ce nom. chez les Apothicaires. Dans les *ulceres* avec relâchement des parties folides , & dans les *maladies des yeux* , la *diffolution de myrrhe* produit fouvent de bons effets.

NITRE antimonié. Les Apothicaires préparent communément ce fel par l'évaporation & la cryftallifation de la leffive qui refte après l'édulcoration de l'*antimoine diaphorétique.* De cette maniere le *nitre* & le *tartre vitriolé* , contenus dans la leffive , fe cryftallifent , & l'un & l'autre ne contiennent aucune partie antimoniale , puifque celles-ci reftent dans la leffive inctyftallifable.

Mais fi l'on concentre la leffive toute entiere , il y refte alors ce qu'on appelle *matiere perlée* , d'autant plus efficace dans cette occafion , qu'on l'obtient de la diffolution d'un *fel alcali.*

Ainfi , en prefcrivant le *nitre antimonié* , je n'entends que ce qu'on prépare par la concentration de la leffive toute entiere.

Ce *nitre antimonié par concentration* , peut être employé dans les fievres inflammatoires avec d'autant plus d'avantage , qu'il poffede une vertu réfolutive beaucoup plus décidée que le *nitre* ordinaire , & qu'il favorife en même temps la tranfpiration. Voyez *Mixture diaphorétique.*

A raifon des parties antimoniales qu'il contient , il peut , dans les eftomacs fenfibles , exciter le vomiffement : auffi doit-on commencer par une petite dofe , qu'on n'augmentera que fucceffivement.

NITRE mercuriel. Voyez *Mercure nitreux.*

NITRE purifié. Comme le *falpêtre* crud contient prefque toujours du *fel commun*, il faut
l'en dépouiller avant de l'employer en Médecine.
Cette féparation fe fait par la fimple diffolution
& la cryftallifation. Les premiers cryftaux qui fe
forment dans cette opération, font toujours les
plus purs, parce que le fel commun refte dans
la leffive, & ne fe cryftallife qu'à la fin.

Ainfi, quand on veut avoir du nitre bien pur,
on ne doit fe fervir que des premiers cryftaux :
puifqu'il s'y mêle facilement des cryftaux de fel
commun à ceux qu'on obtient en faifant bouillir
& cryftallifer de nouveau la leffive, dépouillée
déjà de la plus grande partie de fon nitre.

Le nitre purifié produit du froid pendant fa
diffolution dans l'eau. Il doit occafioner la même
fenfation dans l'eftomac, fi on le prend fans le
diffoudre ; & mérite par-là fans reftriction le nom
de remede rafraîchiffant : cependant comme de
pareilles refrigérations partielles occafionent facilement des engorgemens dans les petits vaiffeaux, & excitent même chez les perfonnes
qui ont l'eftomac fenfible, des naufées & le vomiffement, il n'eft pas prudent de l'employer
de cette maniere ; mais il faut toujours le diffoudre avant de l'adminiftrer. Voyez *Mixture
tempérante.*

Outre cette propriété, le nitre poffede encore
une vertu pénétrante & très-réfolutive, fur-tout
lorfqu'il eft étendu dans une très-grande quantité
de liquide : ainfi on fait bien de le donner dans la
boiffon ordinaire. Enfin, comme la chaleur dans

les fievres inflammatoires eft prefque toujours la fuite de l'irritation & des obftructions qui réfultent de cette irritation, le nitre peut diminuer cette chaleur, en diffipant les obfiructions, & en favorifant particuliérement l'évacuation de la matiere irritante par la fueur & par les urines ; & fons ce point de vue, il mérite auffi le nom de remede tempérant.

C'eft par la même raifon, qu'employé de cette maniere, il eft éminemment avantageux dans les rhumatifmes aigus.

Dans l'orgafme des humeurs avec affoibliffement, par exemple, dans les *hémorrhagies* longues & affoibliffantes, le *nitre* diffous dans l'*efprit de vin* ou dans quelque *eau aromatique*, produit de très-bons effets.

Aux perfonnes qui ont l'eftomac fenfible, on en fait prendre *une drachme* dans l'efpace de douze heures ; on peut cependant porter cette dofe même jufqu'à *une demi once*, felon le befoin, fur-tout dans le cas de grande inflammation.

ONGUENT D'ALTHÉA. ℞. Racines récentes d'Althéa *une livre*, femences de fenu-grec & de lin, de chaque *fix onces*, racines de fouchet des Indes *demi-once*, beure frais non-falé *dix livres* ; faites bouillir à un feu doux jufqu'à la confommation de l'eau, & paffez. C'eft un excellent émollient. Voyez *Liniment antifpafmodique.*

ONGUENT pour la gale. ℞. Mercure précipité blanc, foufre doré d'antimoine de la premiere précipitation de chaque *demi-once*, fain-doux

huit

huit onces, huile diſtillée de baies de laurier *deux drachmes* ; mêlez, faites un onguent.

On peut employer cet onguent toutes les fois que la gale ne cede point aux remedes internes. Il faut ſeulement bien froter les parties, & les nétoyer enſuite, afin de ne point empêcher la tranſpiration.

ONGUENT mercuriel rouge. ℞. Mercure précipité rouge *une drachme*, ſain-doux *une once* ; mêlez, faites un onguent.

On ſe ſert de cet onguent dans les ulceres véroliques ſordides.

ONGUENT Napolitain. ℞. Mercure coulant *quatre onces*, térébenthine de Veniſe *deux onces* ; mêlez exactement, ajoutez ſain-doux *dix onces* ; mêlez, faites un onguent.

On emploie cet onguent comme réſolutif dans les *tumeurs vénériennes* ; & on s'en ſert en général dans tous les cas où l'on veut introduire le mercure dans le corps au moyen des frictions.

ONGUENT Nervin. ℞. Onguent d'althéa *huit onces*, liqueur de corne de cerf ſuccinée *une once*, huiles diſtillées de camomille, de menthe, de baies de laurier, & de baies de genievre, teinture de cantharides de chaque *une drachme* ; mêlez, faites un onguent.

On peut employer avec beaucoup d'avantage cet onguent dans la *paralyſie* des membres.

OPIUM. C'eſt le plus puiſſant antiſpaſmodique. On l'emploie avec beaucoup d'avantage dans tous les *ſpaſmes*, ſoit qu'ils dépendent d'un éréthiſme particulier du ſyſtême nerveux, & ſous

TOME II.　　　　　　E e

ce point de vue il doit être confidéré comme un antihyftérique fpécifique ; foit que la matiere irritante ne puiffe être domptée qu'après que le fpafme aura été un peu diminué, & à cet égard on peut lui attribuer une vertu réfolutive & antiphlogiftique, puifqu'en diminuant l'éréthifme, il diminue en même temps la tendance à l'inflammation, & rétablit le cours des humeurs. Il a cependant auffi une vertu échauffante ; & l'on peut alors le confidérer comme remede fortifiant.

Les principales précautions qu'on doit prendre dans l'adminiftration de l'*opium*, font les fuivantes :

1°. On ne doit point en faire un ufage trop fréquent, ni le donner à la moindre occafion ; parce qu'il n'agit que d'une maniere palliative, qu'il laiffe toujours une foibleffe, & que la nature s'habitue à fon ufage. Dans notre hôpital il y a une femme, tourmentée d'accidens fpafmodiques, à qui il faut une once & demie jufqu'à deux onces de *laudanum* par jour.

2°. Toutes les fois qu'on ne veut point fortifier, & qu'on ne doit pas échauffer, il faut employer l'*opium* pur, & à des dofes plutôt grandes que petites : tel eft, par exemple, le cas des fpafmes qui dépendent de congeftions inflammatoires.

3°. Lorfqu'il y a une tendance à l'inflammation, il faut que la méthode antiphlogiftique foit employée dans toute fon étendue, & qu'on entretienne en même temps la liberté du ventre.

4°. On en regle la dose d'après la constitution du malade, & suivant qu'il est plus ou moins accoutumé à *l'opium*. Dans les *fievres aiguës*, on peut le donner à la dose d'*un quart de grain*, répétée différentes fois par jour : mais dans les maladies nerveuses chroniques, on porte successivement cette dose jusqu'à *dix* ou *douze grains*. La meilleure maniere de l'administrer, c'est de le donner en poudre; à laquelle on peut ajouter pour base le *nitre* ou le *sucre*.

OXYMEL scillitique. C'est le miel dissous dans le *vinaigre scillitique*. Il est résolutif & diurétique : comme il peut facilement exciter le vomissement, il faut en régler la dose en conséquence. Une demi-once peut chez les adultes produire ce dernier effet. Voyez *Syrop pectoral résolutif*.

OXYMEL simple. C'est une dissolution de *miel* dans du *vinaigre*. Ce mélange possede une vertu résolutive & antiseptique ; il favorise l'excrétion de l'urine & de la sueur, & convient principalement dans les *fievres inflammatoires, putrides & bilieuses*. On peut le donner à la dose de deux jusqu'à quatre onces par jour, étendu dans la boisson ordinaire. Si dans ces mêmes circonstances il y a constipation, on peut encore le donner en lavement à la dose de trois ou quatre onces.

PETROLE. On s'en sert extérieurement avec avantage pour les membres gelés.

PILULES antihystériques. ℞. Gomme de galbanum, gomme d'assa-fétida, extrait d'angélique de chaque *demi-once*, castoreum, safran de chaque *une drachme* , opium thébaïque *demi-drachme* ; mêlez , faites des pilules avec l'eſſence de caſtoreum du poids de deux grains ; ſaupoudrez-les avec de la régliſſe.

Six de ces pilules contiennent un demi-grain d'opium : ainſi , dans les ſpaſmes hyſtériques on peut en faire prendre cinq ou ſix avant & après midi.

PILULES balſamiques. ℞. Extrait de racine d'hellébore noir , aloès purifié , fleurs de ſel ammoniac martiales , de chaque *demi-once* , ſafran oriental *deux drachmes* , opium thébaïque *un ſcrupule* ; mêlez , faites des pilules avec l'eſſence de rhubarbe , du poids de deux grains , ſaupoudrez-les avec de la régliſſe.

La doſe de ces pilules eſt de *huit* à *douze* : on ne doit cependant les employer que dans les flux hémorrhoïdaux & menſtruels qu'on peut provoquer ſans danger. Si elles ne ſuffiſent pas , on peut employer l'*air fixe*.

PILULES hydragogues de Janin. C'eſt un ſingulier mélange de tous les remedes draſtiques & réſolutifs dont on peut voir la formule dans ſon *Traité des maladies des yeux* (13). Ces pilu-

―――――――――――――――

(13) P. 435. Ces pilules ſont compoſées de la maniere ſuivante :

℞. Séné mondé *une livre* , créme de tartre *deux onces* , faites bouillir le tout dans quatre pintes d'eau juſqu'à la réduction de moitié ; paſſez le liquide à travers un linge , avec forte expreſſion ; verſez-le enſuite dans une caſſerole de fer , & faites-le bouillir ſur un feu de charbon ; ajoutez-y peu-à-peu les drogues ſuivantes en poudre ſubtile :

les cependant m'ont souvent réussi dans les hydropisies de poitrine. La dose pour les adultes est d'*un scrupule*.

PILULES purgatives. ℞. Résine de jalap, mercure doux préparé, savon d'Espagne, de chaque *demi-once* ; mêlez, faites-en des pilules avec l'essence de rhubarbe du poids de deux grains ; saupoudrez-les avec de la réglisse.

On les emploie avec avantage dans toutes les maladies chroniques où l'on a besoin de purger. La dose est de *neuf* pilules.

PILULES purgatives anthelminthiques. ℞. Aloès hépathique, résine de jalap, mercure doux préparé, de chaque *demi-once* ; mêlez, faites-en des pilules avec l'essence de rhubarbe, du poids de *deux grains* ; saupoudrez-les avec de la réglisse.

Elles sont employées avantageusement contre les *ascarides* & les *lombrics*, après qu'on a quel-

---

Agaric, mechoacan, rhubarbe, scammonée d'Alep, bryoine, hermodattes de chaque *six onces* ; turbith gommeux, gomme-gutte, trochisques alhandal, mercure doux, tartre émétique de chaque *deux onces* ; safran de mars apéritif, sel de nitre de chaque *huit onces* ; jalap, aloès sucotrin de chaque *une livre* ; éthiops minéral fait par la trituration *quatre onces*..... Agitez sans cesse ce mélange avec une spatule de fer, & prenez garde qu'il ne brûle dans le fond ; diminuez le feu à mesure que l'ensemble prendra plus de consistance ; & dès que la masse sera assez ferme, formez-en des pilules de la grosseur d'un pois ; saupoudrez-les avec du jalap, & faites-les sécher au soleil ou à l'étuve.

que temps auparavant fait ufage de la *poudre anthelminthique*. La dofe eft de *huit* pilules.

PILULES réfolutives. ℞. Gomme de gayac native *une once*, favon d'Efpagne *demi-once*, mercure doux préparé, foufre doré d'antimoine de la troifieme précipitation, racine de polygala de Virginie pulvérifée, camphre, de chaque *une drachme*; mêlez, faites-en des pilules avec du vinaigre fcillitique du poids de *deux grains*; faupoudrez-les avec de la régliffe.

Sept ou *huit* de ces pilules contiennent *un grain* de mercure; & c'eft en conféquence qu'il faut en régler la dofe. Elles produifent de très-bons effets dans les *douleurs rhumatifmales* invétérées, & dans les *obftructions des glandes*; fur-tout fi l'on fait prendre en même temps, matin & foir, une décoction concentrée de *bois de gayac*.

POTION alexipharmaque premiere. ℞. Racine d'angélique, racine de la meilleure valériane, de chaque *deux drachmes*; faites-les bouillir dans un vaiffeau clos avec *huit onces* d'eau de fleurs de fureau; paffez le liquide, & ajoutez-y mixture diaphorétique *quatre onces*.

Dans les *fievres*, où l'on a à favorifer la *fueur* & l'éruption des *exanthêmes*, on fait prendre de cette potion chaude une *demi-taffe* toutes les heures.

POTION alexipharmaque feconde. ℞. Effence d'angélique & de valériane, efprit de vin camphré, liqueur de corne de cerf fuccinée, de chaque *une drachme*, bon vin de France *fix onces*; mêlez.

Dans les fievres nerveufes, où les forces manquent, & dans lefquelles un miafme malin paroît agir fur les nerfs, cette potion, donnée à la dofe d'une pleine cuillere toutes les heures, fert à favorifer la fueur & à relever les forces.

Au lieu des *effences*, on peut encore employer le *vinaigre beʒoardique* de la maniere fuivante : ℞. Sel de tartre purifié *deux drachmes*; faturez-le de vinaigre bézoardique; & ajoutez-y bon vin de France *fix onces*.

POTION laxative. ℞. Pulpe de tamarins *trois onces*, manne *une once*; faites-les diffoudre dans *neuf onces* d'eau de fleurs de camomille; & paffez le liquide.

POUDRE anthelminthique. ℞. Poudre-à-vers *deux onces*, extrait aqueux de quinquina, vitriol de mars purifié, de chaque *une drachme*; mêlez, faites une poudre.

On donne cette poudre à la dofe d'*un* ou *deux fcrupules*, différentes fois par jour pour les adultes. On peut en faire un électuaire avec du miel pour les enfans. Après en avoir fait prendre pendant quelque temps, on purge avec les *pilules purgatives anthelminthiques*, qu'on diffout dans quelque liquide approprié pour les enfans, ou qu'on leur donne même dans des raifins fecs ou dans des pruneaux.

POUDRE ecphractique. ℞. Magnéfie d'Edimbourg, crême de tartre, fleurs de foufre, rhubarbe pulvérifée, fleurs de camomille commune pulvérifées, éléofaccharum de fénouil, de chaque *demi-once* ; mêlez, faites une poudre.

Cette poudre produit de très-bons effets dans les obftructions & la foibleffe des vifceres du bas-ventre ; fur-tout quand il y a une pléthore abdominale , & conféquemment une difpofition au flux de fang. La dofe eft d'une pleine cuillere à thé qu'on donne différentes fois par jour.

POUDRE fébrifuge. ℞. Quinquina en poudre, *un fcrupule*, fleurs de fel ammoniac martiales *deux grains* ; mêlez, faites une poudre.

Dans les fievres intermittentes , quotidiennes & quartes, après avoir employé pendant quelque temps le *foufre doré d'antimoine* , fi l'on craint encore des obftructions , & qu'on obferve à la fois du relâchement & de l'éréthifme, on peut donner cette poudre quatre ou cinq fois par jour.

POUDRE pectorale. ℞. Fleurs d'arnica pulvérifées , nitre antimonié préparé par concentration, de chaque *une once* , opium thébaïque *quatre grains* , camphre *dix grains* ; mêlez, faites une poudre.

On peut s'en fervir avec beaucoup d'avantage dans les *phthifies* commençantes , quand on obferve une difpofition aux congeftions inflammatoires de la poitrine. La dofe eft d'une pleine cuillere à thé , répétée quelquefois par jour.

POUDRE - à - vers (*Santonicum*). C'eft un foible anthelminthique , qu'on peut donner aux enfans , bouilli dans du lait. Il peut fervir de bafe à d'autres vermifuges plus actifs. Voyez *Poudre anthelminthique*.

PROSCARABÉES

PROSCARABÉES (*Scarabæi majales*). Ces vers font diurétiques, & ils ont par-là beaucoup de rapport avec les *cantharides* : mais ils en diffèrent en ce que fouvent ils provoquent en même temps la fueur. C'eft fur cette derniere propriété qu'eft fondé l'effet qu'ils produifent dans l'*hydrophobie*. Il ne me paroît point vraifemblable qu'ils y agiffent d'une maniere fpécifique, ni qu'ils foient le contre-poifon de la falive vénimeufe. Je les ai effayé dans beaucoup d'autres maladies, fans en avoir obtenu des effets particuliers ; & je ne les rapporte ici que rélativement à l'hydrophobie ; maladie contre laquelle on ne fauroit avoir trop de remedes à fa difpofition. La dofe eft d'un demi-ver chaque jour.

PULPE de tamarins. C'eft un excellent laxatif antiphlogiftique. Voyez *Potion laxative.*

RACINE d'Althéa. Cette racine contient un mucilage, qui, employé extérieurement, eft un émollient efficace. Voyez *Efpeces pour cataplafme & onguent d'althéa.*

RACINE d'Angélique. C'eft un des meilleurs alexipharmaques. Voyez *Potion alexipharmaque.* Si l'on veut l'employer en fubftance, on peut la donner à la dofe de *dix* jufqu'à *vingt grains* différentes fois par jour.

RACINE de Chiendent. Cette racine ne cede guere en efficacité à la *falfepareille*, & a l'avantage d'être à bas prix. Sa decoction & fon extrait font de très-bons dépuratifs.

RACINE de Garence. Elle a la propriété de teindre en rouge les os des animaux qui en man-

TOME II.   F f

gent , & même de les fortifier : & c'est à raison
de cette derniere propriété qu'on l'a recom-
mandée & employée quelquefois avec succès dans
le *rachitis*. La meilleure maniere de l'administrer , c'est de la donner en décoction ; par
exemple :

℞. Racine de garence *une once* , eau de fleurs
de camomille *deux livres* ; faites-les bouillir ,
jusqu'à ce qu'il reste *dix-huit onces* de colature ;
ajoutez-y miel écumé *une once*.

On en prendra une demi-cuillere toutes les
heures.

RACINE de grande Consoude. La racine
récente de cette plante contient un mucilage
qui a souvent produit des effets salutaires dans
les exulcérations externes.

*RACINE de grande Gentiane (Gentiana
lutea* L.) C'est un amer fortifiant. Voyez *Extrait
de grande Gentiane.*

*RACINE de grand Raifort sauvage (cochlea-
ria armoracia* L.) C'est un excellent antiscorbutique , qu'on donne comme aliment dans la disposition cachectique & scorbutique des humeurs.

RACINE d'Hellébore noir. On l'emploie avec
beaucoup d'avantage , quand on a à provoquer
des flux de sang. Voyez *Extrait aqueux d'hellébore noir , & pilules balsamiques.*

RACINE de Jalap. Purgatif fort usité , dont
on ne se sert le plus souvent que dans les maladies chroniques du bas-ventre. Mais il est en
même temps un très-bon vermifuge ; & on peut
même l'employer dans les fievres , toutes les fois

que la faburre eft vifqueufe , & que fa turgefcence fe manifefte vers les parties inférieures.
La dofe eft d'*un* jufqu'à *deux fcrupules.*

RACINE d'Ipecacuanha. Elle a , de même
que tous les émétiques donnés à petites dofes ,
une vertu réfolutive : mais elle eft en outre antifpafmodique ; & l'on peut, à raifon de cette
vertu , l'employer avec avantage dans l'*afthme
convulfif* & dans d'autres maladies fpafmodiques, quand elles font accompagnées d'obftructions. Elle fut connue pour la premiere fois comme *fpécifique* dans la *dyfenterie* : mais elle agit
plutôt comme émétique dans cette maladie ,
où l'on n'a pas affez de temps pour réfoudre.
Lorfqu'on la mêle avec partie égale d'*opium*, &
qu'on y ajoute un fel neutre , elle fournit la poudre que les Anglois appellent *poudre de Dovers:*
on attribue à cette poudre une vertu légérement
fudorifique , & on prétend l'avoir employée
avec fuccès dans les *diarrhées* opiniâtres ; cependant je n'en ai point obtenu de pareils effets.

RACINE de Pimprenelle blanche. Voyez
Effence de Pimprenelle blanche.

RACINE de Piffenlit. C'eft un très-bon réfolutif & dépuratif. Voyez *Efpeces dépuratives.*

RACINE de Polygala de Virginie. On peut
employer avec beaucoup d'avantage cette racine
comme réfolutive , puifqu'elle provoque à la fois
l'excrétion des urines & celle de la fueur. Son
ufage eft principalement indiqué dans les *maladies de la poitrine* & dans les *hydropyfies.* On
en fait une décoction , en faifant bouillir deux

drachmes dans huit onces d'eau jufqu'à la réduction de cinq , dont on prend une pleine cuillere
toutes les heures ; ou on la donne en fubftance
à la dofe de *dix* jufqu'à *quinze grains* , toutes les
deux ou toutes les trois heures.

RACINE de Raifort noir (*Radix Raphani
nigri*). Elle eft antifcorbutique & diurétique :
ainfi , on peut la donner comme aliment aux
perfonnes d'une conftitution cacheêtique.

RACINE de Régliffe. C'eft un très-bon adouciffant. Voyez *Efpeces peêtorales.*

RACINE de Rhubarbe. On fe fert particuliérement de cette excellente racine dans les maladies
du bas-ventre. Il ne faut point l'employer dans le
cas de congeftions à la poitrine , ou lorfqu'on
doit favorifer , ou du moins qu'on ne doit pas
empêcher l'expeêtoration. D'ailleurs, on l'emploie
fréquemment dans la *dyfenterie* : mais dans ce
cas , fi on la donne à grande dofe , elle eft trop
échauffante , & fi on la donne à petite, elle peut
facilement arrêter le flux de ventre ; ainfi , il eft
plus avantageux de ne l'employer qu'à la fin de
la dyfenterie , lorfque ce flux ne dépend plus que
de relâchement. Voyez *Poudre ecphraêtique.*

RACINE de Salfepareille. La décoêtion de
cette racine eft un des meilleurs dépuratifs. Dans
les maladies vénériennes elle eft le meilleur atté-
nuant des humeurs.

RACINE de Scille. La *Scille* eft un remede
âcre , réfolutif, diurétique & vomitif. Elle convient principalement dans les *maladies pituiteufes* & dans l'*hydropifie.* Elle agit fpécialement

fur la poitrine, & devient par-là très-efficace dans les engorgemens de cette partie. En général elle n'eſt pas auſſi efficace dans la mucoſité des premieres voies, qu'elle l'eſt dans les engorgemens des glandes & des viſceres. Mais elle n'a point, comme le *polygala de Virginie*, la propriété de pouſſer par la ſueur; ainſi, elle réuſſit rarement dans les cas où il y a diſpoſition à la ſueur, parce que cette excrétion empêche ſon action ſur les voies urinaires.

Six ou *ſept grains* de cette racine peuvent facilement exciter le vomiſſement: mais on s'en ſert rarement dans cette vue; parce que ſon effet vomitif eſt trop incertain. Quand on veut l'employer en qualité de remede réſolutif & diurétique, on commence par quelques grains, & on en augmente ſucceſſivement la doſe, ſuivant qu'on le juge à propos.

RACINE de Valériane. C'eſt le meilleur alexipharmaque, ſur-tout lorſqu'on peut avoir de la véritable racine d'Angleterre. On en donne la décoction ou l'eſſence dans les *fievres putrides* & dans les *affections rhumatiſmales* opiniâtres. Voyez l'*otion alexipharmaque*. Dans l'*épilepſie*, on la donne en ſubſtance, en commençant par *dix grains*, & en augmentant ſucceſſivement la doſe juſqu'à *quelques drachmes* par jour. La Valériane d'Angleterre, eſt une variété, dont les feuilles ſont étroites.

RÉSINE de Jalap; très-bon purgatif qu'on peut donner commodément aux enfans à la doſe de quelques grains triturés avec des amandes:

pour ce qui concerne les adultes. Voyez *Pilules purgatives.*

ROB *de genievre.* Il est un peu diurétique, & peut par là servir de véhicule aux remedes qu'on emploie dans les *hydropisies* & dans les *engorgemens pituiteux.*

ROB *de Sorbes.* Ce rob agit souvent sur les voies urinaires d'une maniere plus efficace, que ne fait celui de genievre ; il est même plus rafraîchissant, en sorte qu'on peut l'employer dans les cas où le rob de genievre échauffe trop.

ROB *de Sureau.* C'est un bon véhicule pour les opiats fébrifuges.

SABINE. Cette plante est un excitant (*pellens*) très-actif, qu'on peut employer dans les cas où les autres remedes ne produisent aucun effet : mais il faut être circonspect dans la dose, & commencer toujours par quelques grains. On en a aussi recommandé l'usage externe dans les *condylômes véroliques*, dans lesquels cependant le *mercure nitreux* produit de meilleurs effets.

SAFRAN. Il est anodyn & analeptique, & peut par conséquent être employé dans les *fievres nerveuses* dépendantes d'atonie & d'affoiblissement. Voyez *Laudanum liquide de Sydenham* & *Pilules antihystériques.* Il provoque encore le flux hémorrhoïdal & menstruel. Voyez *Pilules balsamiques.*

SAFRAN *des métaux.* ℞. Antimoine crud pulvérisé, nitre pur pulvérisé *parties égales* ; mêlez, faites-les détonner dans un creuset rougi au feu, & lavez.

Par cette opération, le foufre de l'antimoine fe détruit, & une partie de fon régule fe calcine, en forte que ce qu'on trouve dans la leffive qui refte après l'édulcoration, eft un *nitre antimonié*. La maffe édulcorée, qu'on appelle *Safran des métaux*, eft compofée de parties régulines, dont les unes font déjà calcinées, les autres combinées encore avec une portion de foufre, & quelques-unes entiérement libres. C'eft aux deux dernieres que le vin émétique doit fa vertu vomitive. Voyez *Vin émétique*.

SAVON d'Efpagne. Pour l'ufage interne ce favon eft préférable à celui de Venife, qui eft plus pur & plus âcre. C'eft un très-bon réfolutif, quoiqu'il ne poffede point la vertu de diffoudre le calcul de la veffie. Rarement on l'adminiftre feul : on le mêle le plus fouvent avec d'autres remedes. Voyez *Pilules purgatives* & *pilules réfolutives*.

SEL AMMONIAC. C'eft un excellent réfolutif, qui a fur les autres fels l'avantage de ne point lâcher le ventre, mais plutôt de le refferrer : en forte qu'on peut l'employer avec beaucoup de fuccès dans les *fievres* accompagnées de diarrhées fymptomatiques. Il eft également très-propre à modérer les fueurs fymptomatiques. La dofe eft de *cinq* jufqu'à *dix grains* toutes les deux heures. Dans les *fievres quartes*, on peut augmenter fucceffivement cette dofe jufqu'à *un fcrupule*. Voyez *Soufr. dor. d'antim*. Il eft très-efficace dans les obftructions des vifceres abdominaux, & par-là même très-propre dans les *fievres quartes*. Voyez *Poudre fébri-fuge*.

SEL *ammoniacal de Venus*. Voyez *Vitriol de Venus*.

SEL *de corne de cerf*. C'est un sel alcali vola-til, dont on se sert quelquefois dans les *fievres malignes* : mais comme il est par lui-même trop échauffant, on fait mieux de l'adoucir en le satu-rant de quelque acide également volatil. Voyez *Liqueur de corne de cerf succinée*, & *Potion alexipharmaque seconde*.

SEL *admirable de Glauber*. Ce sel neutre est d'un excellent usage pour résoudre & pour éva-cuer la saburre des premieres voies. On peut l'employer seul à la dose d'*une demi-once* par jour, ou le donner dans quelque mixture. Voyez *Mixture solutive*.

SEL *de soude* & SEL *de tartre*. On n'emploie guere les sels alcalis seuls, parce qu'ils résolvent trop les humeurs : mais si on les réduit en savons au moyen des huiles, ou en sels neutres en les combinant avec des acides végétaux, ils devien-nent de très-bons remedes résolutifs. Voyez *Liqueur de terre foliée de tartre*, & *Elixir réso-lutif*. Pour l'usage interne de l'*air fixe*, le moyen le plus convenable c'est de se servir du *sel de tartre* ou de la *soude pure*. Voyez *Air fixe*.

Le *sel de soude* est un *alcali minéral*, qui, combiné avec l'*acide vitriolique*, produit un *sel admirable* ; il est par-là préférable au *sel de tartre*, qui, combiné avec le même acide, four-ni nît le *tartre vitriolé*, beaucoup moins efficace.

SEMENCE *de Cévadille.* Sa vertu principale est de tuer les poux. On en a recommadé l'ufage interne pour le *Ténia.* J'en ai obfervé des inconvéniens plutôt que de bons effets.

SEMENCE *de Fenouil.* Voyez *Eau de Fenouil* & *Huile de Fenouil.*

SEMENCE *de Fenu-grec.* Cette femence contient beaucoup de parties mucilagineufes & balfamiques, & devient par là un bon remede émollient & réfolutif, étant employée extérieurement. Voyez *Efpeces pour cataplafme.*

SEMENCE *de Lin.* Elle poffede les mêmes vertus, mais dans un moindre degré que la *femence de fenu-grec.*

SEMENCE *de Moutarde.* C'eft un antifcorbutique. On ne la donne point intérieurement comme remede : mais appliquée extérieurement, elle eft un bon *épifpaftique.*

SINAPISME. ℞. Levain *trois onces*, raclures de la racine récente de grand raifort fauvage, femence de moutarde concaffée & macerée dans du vinaigre, de chaque *une once & demie*, fel ammoniac *demi-once* ; mêlez avec du vinaigre jufqu'à la confiftance de cataplafme.

Lorfqu'on veut exciter, fans cependant trop irriter, & qu'on craint quelque inconvénient de la part des *cantharides*, on peut employer avec avantage ce *finapifme.* On ne s'en fert jamais en qualité de réfolutif : on l'emploie plutôt comme excitant & comme dérivatif.

SOUFRE *doré d'antimoine.* Ce foufre differe

TOME II.   Gg

du soufre ordinaire par les parties régulines qui s'y trouvent encore, & qui lui communiquent une vertu résolutive très-active.

C'est un excellent remede, tant pour les obstructions du bas-ventre, que pour les engorgemens de la poitrine ; par conséquent il est très-propre dans les *fievres intermittentes* opiniâtres & dans les *hydropisies*. On commence par quelques grains, & l'on en augmente successivement la dose jusqu'à *une drachme* par jour.

Si en même temps il y a des engorgemens, on le donne mêlé avec le sel ammoniac, à la dose de *huit* jusqu'à *dix grains*. Mais s'il y a plutôt relâchement accompagné d'éréthisme, on y ajoute pour base la *rhubarbe*. Il est déjà par lui-même diurétique : cependant si l'on veut déterminer son action sur les voies urinaires d'une maniere plus précise, on peut le mêler avec *dix grains* de *cloportes*. Quand on n'a pas besoin d'augmenter les excrétions, ou du moins quand on ne veut favoriser que celle de la peau, on se sert des *Pilules résolutives*.

On emploie communément la troisieme précipitation, parce que la premiere, contenant trop de parties régulines, excite facilement le vomissement. Mais ce procédé est si incertain, qu'on fera toujours mieux de mêler exactement toutes les précipitations, & d'en essayer ensuite la vertu : si l'on voit que ce mélange excite le vomissement, on pourra y ajouter autant de soufre ordinaire qu'on jugera à propos ; ce qui fournit en même temps un remede moins cher.

SUC DE CITRON. On s'en fert dans les cas où le vinaigre feroit trop échauffant. Voyez *Vinaigre*.

SUC DE RÉGLISSE. On donne ce nom à *l'extrait aqueux de réglisse*. C'eft un excellent adouciffant dans les maladies de poitrine. Voyez *Syrop pectoral*.

SYROP de Guimauve. ℞. Racines récentes d'althéa *une livre* ; faites bouillir dans une quantité fuffifante d'eau ; exprimez, & ajoutez fucré blanc *quatre livres* ; faites bouillir jufqu'à ce que le tout ait acquis la confiftance d'un fyrop.

C'eft un fyrop très-adouciffant qu'on peut employer dans les affections de la poitrine, & dans le trop grand éréthifme des inteftins.

SYROP pectoral adouciffant. ℞. Suc de régliffe *une once*, diffolvez-le dans *deux livres* d'eau de fleurs de camomille fans vin, & ajoutez-y fyrop de guimauve *huit onces*.

Dans les phthifies, lorfqu'il y a une trop grande fenfibilité au gofier, ce fyrop fert à humecter les parties, en même temps qu'il favorife l'expectoration.

SYROP pectoral réfolutif. ℞. Gomme ammoniaque purifiée, fel ammoniac purifié, de chaque *deux drachmes* ; diffolvez-les dans *une once* d'oxymel fcillitique, & *deux drachmes* de vin émétique ; ajoutez-y Syrop pectoral adouciffant *huit onces*.

On donne ce fyrop avec beaucoup d'avantage dans les phthifies, toutes les fois que l'expectoration fe fait avec difficulté, que le pus paffe dans le fang , que la fievre eft par conféquent forte , & que le ventre eft trop libre. La dofe eft d'une pleine cuillere de bois toutes les heures.

SYROP de fuc de Citron. On l'ajoute aux mixtures rafraîchiffantes , ou à la boiffon ordinaire.

TABAC. On ne s'en fert qu'en lavement , foit en l'employant en décoction , foit en en introduifant la fumée dans les inteftins. Cette derniere méthode eft préférable toutes les fois qu'on veut irriter fortement. La décoction eft fouvent efficace , quand les autres remedes qu'on emploie communément pour lâcher le ventre ne fuffifent point.

TARTRE émétique. Ce font les parties régulines de l'antimoine diffoutes dans l'acide tartareux ; ainfi , cette préparation ne differe point effentiellement du vin émétique. Mais comme l'acide tartareux, imprégné de parties régulines, fe cryftallife de nouveau , il peut facilement fe faire que certains cryftaux contiennent moins de ces parties que d'autres : ce qui rend l'ufage de ce remede un peu incertain ; à moins que l'Apothicaire ne mêle par une trituration exacte toute la maffe cryftallifée. De plus , le *tartre* fe diffout difficilement dans l'eau , & il s'en fépare trèsfacilement ; d'un autre côté , on ne peut favoir fi le *tartre émétique* eft préparé avec le *verre* ou avec le *foie d'antimoine* , ce qui cependant rend plus ou moins forte l'action de ce remede. Tout cela peut également donner lieu à l'incertitude & à l'erreur ; en forte que le *vin émétique* ou le vin imprégné de parties régulines d'antimoine, eſt toujours le remede le plus ſûr & le meilleur qu'on puiſſe employer, ſoit en qualité d'émétique, ſoit comme réſolutif.

TARTRE tartariſé. C'eſt un très-bon réſolutif, qu'on peut employer chez les perſonnes très-ſenſibles. On peut d'ailleurs le remplacer par le *ſel de Glauber*, & par le *vin émétique* affoibli. Si ces remedes ne produiſent aucun effet, on ne doit guere en eſpérer du tartre tartariſé.

TEINTURE d'antimoine de Jacobi. Si l'on fait bouillir une forte leſſive de *ſcories* récentes de *régule d'antimoine ſimple*, avec une huile récemment exprimée, juſqu'à ce que le tout ait acquis la conſiſtance d'un ſavon, on a par ce moyen le *ſoufre d'antimoine* diſſous dans ce ſavon, & par-là même un remede doublement efficace. Cependant, comme ce ſavon peut facilement s'altérer, il eſt à propos de le diſſoudre dans l'eſprit de vin. Mais il faut que l'eſprit de vin ſoit rendu cauſtique ; par conſéquent, la *teinture âcre* ordinaire *d'antimoine*, qui ne contient qu'un peu d'alcali cauſtique, & point de parties régulines de ce métal, eſt très propre à cet effet ; & c'eſt ce ſavon diſſous dans la *teinture âcre d'antimoine*, que nous devons à *Jacobi*, & que quelques-uns appellent auſſi *ſoufre liquide d'antimoine*.

Cette teinture eſt un excellent réſolutif & diurétique. On ne peut pas en déterminer la doſe ; tout dépend de la maniere différente dont on la prépare, & il eſt impoſſible de la preſcrire avec exactitude. On commence par quelques goutes, & on en augmente ſucceſſivement la doſe, ſui-

vant que les circonstances & les effets du remede
l'exigent. On la donne avec beaucoup d'avantage
dans les *gonorrhées chroniques*, & dans les *obstructions* des visceres abdominaux.

TEINTURE aqueuse de Rhubarbe. Ce n'est
qu'une simple décoction dans l'eau. On prend
une once de rhubarbe pour une livre d'eau : & on
y ajoute pour l'ordinaire quelque sel alcali.

On peut employer avec avantage cette préparation dans le relâchement de l'estomac & des
intestins.

TEINTURE de Cantharides. ℞. Poudre de cantharides *deux drachmes*, esprit de vin rectifié *une livre & demie* ; mêlez, laissez en digestion, &
ensuite filtrez.

Ce remede, employé extérieurement, a quelquefois réussi dans les *verrues* & les *condylômes vénériens* : mais dans ces cas, on peut s'en passer, ainsi que des autres remedes, en employant
la ligature, ou la dissolution de mercure dans
l'acide nitreux affoiblie. On peut employer intérieurement cette teinture comme diurétique &
comme tonique, dans les *gonorrhées simples* &
dans les *hydropisies*. On commence par quelques goutes affoiblies d'eau, qu'on prend différentes fois par jour.

TEINTURE volatile de Gayac. ℞. Gomme de
Gayac native *quatre onces*, esprit dulcifié de sel
ammoniac *une livre & demie* ; faites digérer à
froid dans un vaisseau fermé ; & ensuite filtrez.

C'est un remede très utile dans la *goute* &
dans les *rhumatismes chroniques*, on peut en

faire prendre tous les jours *deux drachmes* à différentes reprises, & même plus, suivant qu'on le juge à propos.

TEINTURE de mars aftringente de Ludovic. ℞. Vitriol de mars, crême de tartre, de chaque *demi-livre*, eau de fontaine *six livres*; faites bouillir jufqu'à ce que le tout ait acquis la confiftance du miel; ajoutez-y efprit de vin rectifié *fix livres*; laiffez en digeftion, & enfuite filtrez.

La dofe de cette teinture eft de *cinquante* jufqu'à *quatre-vingt goutes*; on la donne dans la foibleffe générale & dans la difpofition cachecti-que des humeurs.

TEINTURE de mars apéritive. ℞. Fleurs de fel ammoniac martiales *quatre onces*, efprit de vin rectifié *une livre*; laiffez en digeftion, & enfuite filtrez.

Cette teinture, donnée à la dofe de *trente* jufqu'à *quarante goutes*, différentes fois par jour, eft très-efficace dans les cas où, avec les difpofi-tions dont je viens de parler, il y a des obftruc-tions dans les vifceres abdominaux.

TÉRÉBENTHINE de Venife. C'eft un remede balfamique & diurétique. Il communique à l'urine une odeur de violete. Mais à raifon de fa qualité échauffante, il ne faut point l'employer dans une difpofition inflammatoire, ni dans les vraies in-flammations. On donne communément la téré-benthine dans les gonorrhées, en la faifant dif-foudre dans l'eau par le moyen d'un jaune d'œuf: mais il faut être circonfpect dans la dofe, parce qu'elle peut, en irritant fortement les voies uri-

naires , occasioner un *gonflement des testicules.*
On peut commencer par *un scrupule* , & en augmenter successivement la dose jusqu'à *une drachme* par jour. En voici la formule :

℞. Térébenthine de Venise *demi-drachme* ;
faites dissoudre par une quantité suffisante de
jaune d'œuf, dans six onces d'eau de fleurs de
camomille ; on en prendra toutes les heures une
pleine cuillere.

La térébenthine sert d'ailleurs de dissolvant au
mercure. Voyez *Onguent Napolitain.* Bouillie
dans l'eau , elle se durcit & devient friable par
l'évaporation de son huile la plus subtile ; dans
cet état elle n'est plus si échauffante , & elle devient plus sûre pour l'usage médicinal.

TREFLE D'EAU ou *Ménianthe* (*trifolium
fibrinum*). C'est un amer résolutif. Voyez *Extrait
de Trefle-d'eau.*

VIN. Le *vin* est un remede efficace , & qui doit
se trouver chez tous les Apothicaires. Pour l'usage
médicinal, il faut qu'il soit aussi vieux & qu'il ait
autant fermenté qu'il est possible. Un tel vin produit d'excellents effets dans les *fievres putrides
& malignes* , & dans plusieurs especes de *spasmes.*
Il est encore le meilleur menstrue du *regule d'antimoine.* Voyez *Vin émétique* , & *tartre émétique.*

VINAIGRE. Le *vinaigre* appartient à la classe
des remedes antiseptiques. Étendu dans l'eau ,
il sert de boisson dans les fievres *inflammatoires , bilieuses & putrides.* On s'en sert aussi contre les poisons stupéfiants , tels que la *ciguë* , la
belladona

belladona, & d'autres de cette nature qu'on
a avalés par imprudence.

Comme il entre dans sa composition des parties huileuses & spiritueuses, le vinaigre échauffe
quelquefois ; mais il pousse aussi par la sueur &
par les urines. Pour le dépouiller de cette propriété échauffante, on est dans l'usage de le dis-
tiller : mais il reste toujours dans cette opération
l'acide le plus fort ; & il ne passe que le plus foible, uni aux parties spiritueuses les plus volatiles.
Si toute la distillation se fait dans des vaisseaux
d'étain, le vinaigre est altéré par les parties du
métal, qui se dissolvent facilement. Ainsi, on fait
bien, lorsqu'on craint la propriété échauffante
du vinaigre, d'employer de préférence les acides
non-fermentés, tels que le *suc de citron* & la
crême de tartre.

Quant à la dose, il faut la régler d'après la
nature de la maladie, & la disposition de l'estomac : car il y a des malades qui ne peuvent supporter le vinaigre, ni aucun acide en général.
Dans un pareil cas, sur-tout lorsque la fievre est
putride, il faut y ajouter un peu de *vin*. On peut
commencer par *quelques onces*, étendues dans
une *pinte d'eau*, & en augmenter successivement
la dose. Mais si l'on est dans le cas de l'employer
comme antidote contre les poisons stupéfiants,
il faut le donner concentré, le plûtôt & aussi
copieusement qu'il est possible.

VINAIGRE bézoardique. ℞. Racine d'angélique, racine de valériane, menthe, fleurs de
camomille commune, baies de genievre, baies

de laurier , de chaque *demi-once* , safran oriental , camphre , de chaque *une drachme* , vinaigre
six livres ; laissez en digestion ; ensuite passez la
liqueur.

On emploie ce vinaigre avec avantage , tant intérieurement qu'extérieurement , dans la *peste* &
dans les *fievres nerveuses* qui dépendent d'un
miasme malin. On peut commencer par la dose
d'*une drachme* donnée différentes fois par jour ,
& l'augmenter ensuite selon qu'on le juge à propos.
Voyez *Potion alexipharmaque seconde.* Dans les
maladies chroniques , accompagnées de grande
foiblesse & d'une disposition aux défaillances ,
on peut le saturer d'un sel alcali , & le donner
sous cette forme à la dose d'une *demi-drachme.*

VINAIGRE scillitique. Ce n'est qu'une simple
infusion de *scille* dans du *vinaigre.* On l'emploie
comme résolutif ou comme diurétique , toutes les
fois que la scille seule seroit trop irritante , &
qu'elle pourroit exciter le vomissement. La dose
est de *quarante* jusqu'à *cinquante goutes* , toutes
les trois ou toutes les quatre heures. Dans les
hydropisies , si la scille irrite trop , & en général si
le malade manque de forces , on peut mêler le
vinaigre scillitique avec partie égale d'*esprit de
vin.* Voyez *Oxymel scillitique* & *Elixir résolutif.*

VIN émétique. ℞. Safran des métaux *une once* ,
bon vin de France *trente onces* ; laissez en digestion pendant quelques jours ; puis filtrez.

C'est une des meilleures & des plus efficaces
préparations d'antimoine. A la dose de *trois* jusqu'à *quatre drachmes* ; c'est le vomitif le plus sûr ;

& à une dose plus foible, c'est un des meilleurs résolutifs. Il favorise l'expectoration dans la *péripneumonie*; & l'on peut l'employer avec le plus grand succès dans tous les cas où il y a *obstruction des visceres*. Dans la *manie*, il faut souvent l'administrer à la dose de *huit* jusqu'à *dix onces* par jour, avant qu'il opere aucune évacuation : cependant il ne faut absolument en augmenter la dose que par degrés, & en observant tous les jours les effets qui en résultent.

VITRIOL blanc. Ce bon remede ophthalmique, n'est que le zinc dissous dans l'acide vitriolique. Voyez *Eau ophthalmique fortifiante*.

VITRIOL de Mars. C'est un remede fortifiant & vermifuge. Voyez *Poudre anthelminthique* & *Teinture de mars astringente*.

VITRIOL de Venus ou *de cuivre*. On s'en est quelquefois servi avec avantage dans l'*épilepsie*. Il est bon sur-tout quand on emploie pour dissolvant du cuivre l'alcali volatil : dans ce cas il ne faut plus l'appeller *vitriol* ; mais il faut lui donner le nom de *sel ammoniacal de Venus*. On peut employer l'un & l'autre, toutes les fois qu'on n'a point de raison de se servir d'autres remedes, ou qu'on les trouve inefficaces. Pour l'usage interne, je préférerois le *sel ammoniacal de Venus*. On commence par donner quelques goutes de la dissolution suivante, & on en augmente la dose suivant qu'on le juge à propos.

℞. Limaille de cuivre *un scrupule*, esprit de sel ammoniac préparé avec quelque sel alcali *deux onces* ; laissez en digestion, & filtrez ensuite.

YEUX ou *Pierres d'écreviffes*. C'eft un bon absorbant. On peut s'en fervir à la place des *écailles d'huitres*, ou de la *magnéfie du fel commun*; quoique cette derniere foit préférable, par la raifon qu'elle forme avec tous les acides un fel très-foluble.

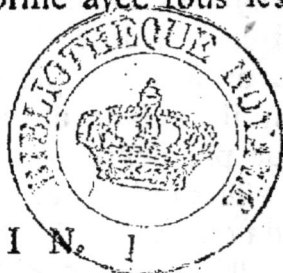

FIN.

ERRATA.

PAGE 33. *ligne 25. effacez le premier point & virgule.* P. 48. *l. 14. lisez* qui n'étoient point. P. 60. *l. 15. lis. cévadille.* P. 160. *l. 9. lis. succion.* P. 189. *l. 23. lis. dissous.* P. 207. *après la l. 26. ajoutez à la ligne :*

La meilleure manière de s'en servir dans ce cas, est de le mêler avec du sucre, ou mieux encore, de le réduire en pilules avec du savon d'Espagne. V. *Pilules purgatives.*

TABLE

DES ARTICLES.

TOME PREMIER.

DES

Tome II. I i

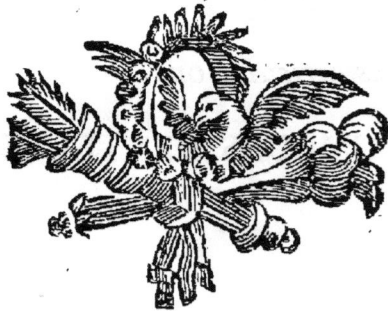

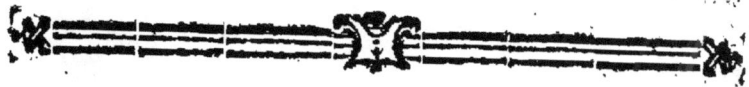

TABLE
DES ARTICLES.

TOME SECOND.

DES

TOME II. K k

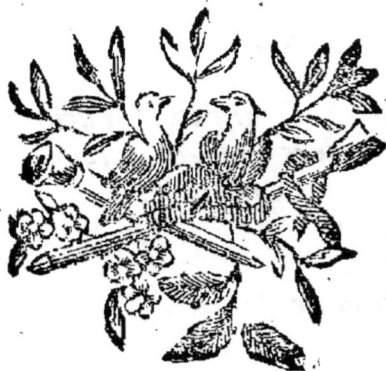

TABLE

DES MATIERES.

Nota. *La lettre* A *désigne le Tome premier, &
la lettre* B *le Tome second : lorsqu'il n'y a
que les chiffres , ils se rapportent toujours
au Volume précédemment indiqué.*

Tome II.

L l

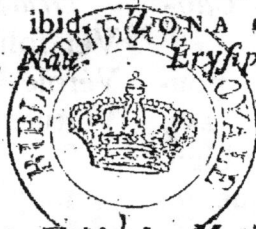

Fin de la Table des Matieres.

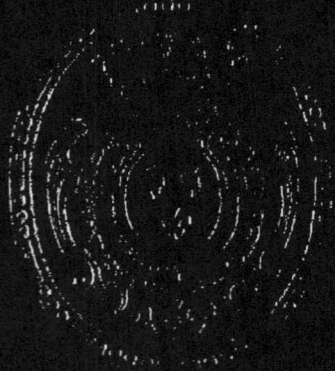